JN253374

ベッドサイドの臨床神経生理学

[著]
飛松省三
九州大学大学院医学研究院脳神経病研究施設
臨床神経生理学教授

中外医学社

序 文

　私は，1979年6月に故黒岩義五郎教授が主宰する九州大学神経内科の門を叩きました．その当時は，画質の悪いCTが出始めたときで，神経学的診察，いわゆる Hammer Neurology が盛んで，徹底して 3-step diagnosis を教え込まれました．3-step diagnosis とは，①解剖学的診断（anatomical diagnosis），②原因的診断（etiological diagnosis），③臨床診断（clinical diagnosis）のことで，病歴，診察所見から神経疾患を診断することです．幸いなことに，黒岩義五郎教授，後藤幾生助教授（のち九州大学神経内科教授），加藤元博講師（のち九州大学臨床神経生理教授），柴崎浩講師（のち京都大学神経内科教授），田平武助手（のち国立長寿医療センター研究所長），糸山泰人助手（のち東北大学神経内科教授），小林卓郎助手（のち九州大学神経内科教授）というそうそうたるメンバーに徹底して臨床的診察とその考え方を叩き込まれました．

　臨床神経生理学（Clinical Neurophysiology）は，脳から脊髄，末梢神経，筋に至る広い範囲の機能とその病態を，生理学的に研究している学問分野です．CTのはしりの頃は，脳波，誘発電位による病態生理の解明が一番盛んな時でした．その後，臨床現場では，CTやMRIなどの画像検査の進歩により，脳の形態的な検査が重要視されています．しかし，機能的な面を検査する臨床神経生理学的な検査も忘れてはならない検査です．逆に形態検査で異常所見が検出されない時に，臨床神経生理学的な検査はその威力を発揮します．

　本書では，私が考えるベッドサイドの臨床神経生理学をできるだけ，わかりやすく解説しました．ベッドサイドでよく使われる脳波，筋電図，誘発電位などの原理とその意義を概説したあと，どうすれば，3-step diagnosis の助けとなるのか，そのポイントをまとめました．これにより，神経生理学的手技の基本的な事項から検査のコツ，所見の捉え方，臨床応用までを一冊で「俯瞰」できるようになりました．本書が，神経内科医，脳外科医，精神科医，臨床検査技師などの方にお役に立てば幸いです．

なお，本書の企画・編集でお世話になった中外医学社，企画部・岩松宏典氏のご協力により，この本は完成しました．この場を借りて感謝申し上げます．また，資料の収集・整理を手伝ってくれた秘書の小笠原史織さんに厚く御礼申し上げます．

2017年初夏
　　　　九州大学大学院医学研究院・臨床神経生理学分野　飛松省三

目 次

第1部　基礎編　　1

1章　臨床神経生理学とは……………………………………2
- 1-1　臨床神経生理学の歴史 / 2
- 1-2　脳波（electroencephalography; EEG） / 2
- 1-3　筋電図（electromyography; EMG） / 3
- 1-4　誘発電位（evoked potentials） / 4
- 1-5　事象関連電位（event-related potentials; ERP） / 4
- 1-6　経頭蓋磁気刺激法（transcranial magnetic stimulation; TMS） / 5
- 1-7　機能的磁気共鳴画像（functional magnetic resonance imaging; fMRI） / 8

2章　臨床神経生理学を理解するためのMEの基礎知識…………………………10
- 2-1　差動型増幅器 / 10
- 2-2　アナログ/デジタル（A/D）変換 / 10
- 2-3　ナイキスト周波数とエイリアシングノイズ / 12
- 2-4　フィルタ / 12
- 2-5　アーチファクト / 14
- 2-6　検査室の条件 / 15

3章　針筋電図検査とは……………………………………16
- 3-1　検査の適応 / 16
- 3-2　検査装置 / 16
- 3-3　筋電図検査に関する神経生理 / 17
- 3-4　検査の方法 / 18

3-5　運動単位電位の波形分析 / 19
3-6　安静時の筋電図所見 / 19
3-7　弱収縮時の筋電図所見 / 23
3-8　最大随意収縮時の筋電図所見 / 27
3-9　表面筋電図（surface EMG）/ 28

4章　神経伝導検査とは … 30
4-1　神経伝導検査に関する末梢神経の生理 / 30
4-2　検査の適応 / 31
4-3　検査装置 / 31
4-4　検査の方法 / 31
4-5　神経伝導検査（nerve conduction study）/ 32
4-6　伝導異常を生む形態学的基盤 / 37
4-7　異常所見のとらえ方・考え方 / 38
4-8　神経反復刺激試験 / 42

5章　脳波検査とは … 45
5-1　脳波検査（electroencephalography; EEG）の目的 / 45
5-2　原理 / 46
5-3　検査方法 / 47
5-4　正常所見 / 51
5-5　異常所見 / 57
5-6　脳磁図（magnetoencephalography; MEG）/ 64

6章　誘発電位とは … 68
6-1　誘発電位検査の目的 / 68
6-2　誘発電位測定の原理 / 69
6-3　検査方法 / 69
6-4　視覚誘発電位（visual evoked potentials; VEP）/ 73
6-5　体性感覚誘発電位（somatosensory evoked potentials; SEP）/ 75

6-6 聴性脳幹反応（auditory brainstem response; ABR）／ 78
6-7 運動誘発電位（motor evoked potentials; MEP）／ 80
6-8 事象関連電位（event-related potentials; ERP）／ 82

第2部　臨床応用編　　　85

7章　ニューロパチー　　86
7-1　免疫性・炎症性ニューロパチー ／ 87
7-2　脱髄の電気生理 ／ 89
7-3　脱髄の電気生理学的分類 ／ 90
7-4　画像検査 ／ 94
7-5　体性感覚誘発電位と運動誘発電位 ／ 95

8章　運動ニューロン疾患　　98
8-1　筋萎縮性側索硬化症（ALS）の症状 ／ 98
8-2　ALS の診断基準 ／ 99
8-3　ALS における電気生理学的検査の意義 ／ 100

9章　中枢神経系の慢性炎症性脱髄疾患　　108
9-1　多発性硬化症（multiple sclerosis; MS）／ 109
9-2　視神経脊髄型多発性硬化症（opticospinal MS; OSMS）／ 109
9-3　視神経脊髄炎（neuromyelitis optica; NMO）／ 110
9-4　Clinically isolated syndrome（CIS）／ 110
9-5　ベッドサイドでの症候評価 ／ 111
9-6　脱髄による伝導の遅延 ／ 112

10章　てんかん　　120
10-1　てんかんの分類 ／ 120
10-2　てんかん原性 ／ 123
10-3　偽性てんかん発作波 ／ 123

10-4　てんかんの発作型と脳波 / 130
　　　10-5　てんかん焦点の決定 / 136
　　　10-6　小児期・思春期のてんかん / 138
　　　10-7　長時間脳波ビデオモニタリング
　　　　　　（long-term EEG-video monitoring） / 143
　　　10-8　てんかん重積状態（status epilepticus; SE） / 143
　　　10-9　てんかんの補助検査 / 145

11章　びまん性脳症・意識障害　　　　　　　　　　　　　　　　150
　　　11-1　意識を保つ上行性網様体賦活系 / 150
　　　11-2　脳幹網様体と神経伝達物質 / 150
　　　11-3　正常脳波リズムの発生機序 / 151
　　　11-4　脳症と脳波異常 / 155
　　　11-5　脳症と脳波所見 / 155
　　　11-6　脳波による重症度評価 / 157
　　　11-7　びまん性脳障害 / 159
　　　11-8　周期性脳波パターン / 164
　　　11-9　昏睡時における特殊な脳波パターン / 168

12章　認知症　　　　　　　　　　　　　　　　　　　　　　　　176
　　　12-1　アルツハイマー病（AD）の脳波異常 / 177
　　　12-2　レビー小体型認知症（DLB）の脳波異常 / 178
　　　12-3　前頭側頭葉変性症（FTLD）の脳波異常 / 180
　　　12-4　血管性認知症（VaD）の脳波異常 / 181
　　　12-5　Creutzfeldt-Jakob病（CJD）の脳波異常 / 181
　　　12-6　鑑別すべき他の神経疾患 / 181

13章　パーキンソン病と不随意運動　　　　　　　　　　　　　　　189
　　　13-1　大脳基底核の神経回路とその機能 / 189
　　　13-2　運動寡少症と運動過多症 / 192
　　　13-3　機能的MRIによる大脳基底核のネットワーク解析 / 193

13-4　不随意運動の解析 / 198

14章　幻視 …………………………………………………………… 207
14-1　並列的視覚情報処理 / 207
14-2　安静時脳内ネットワーク / 208
14-3　幻視の種類 / 210
14-4　幻視を生じる主な病態 / 210
14-5　注意ネットワークの障害 / 212
14-6　パレイドリア（pareidolia）の病態 / 212
14-7　DLBの幻視 / 214

● 索　引 / 219

第1部
基礎編

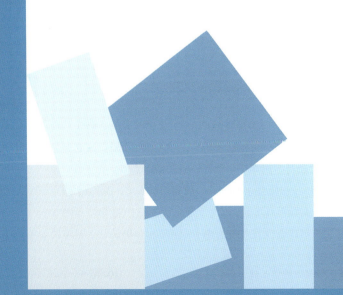

1章 臨床神経生理学とは

脳から脊髄，末梢神経，筋に至る広い範囲の機能とその病態を，生理学的に研究している学問分野です．人間の健康上の諸問題に直結した臨床的な分野と，脳・神経・筋の機能解明のための基礎的な分野が一体となって，ヒトの神経系を中心とする複雑なシステムの研究を行っています．

ポイント

- ✓ 臨床神経生理学は，脳から脊髄，末梢神経，筋に至る機能とその病態を，生理学的に研究している学問分野です．
- ✓ ヒトの神経系を中心とする複雑なシステムを理解し，さらなる発展を目指す上で，偉大な先人達の足跡を振り返りました．

1-1 臨床神経生理学の歴史

臨床神経生理学の始まりは，脳波と筋電図です．脳波により脳の機能が，筋電図により，脊髄，末梢神経，筋に至る機能が見える化できるようになりました．その後，誘発電位により，脳と末梢神経をつなぐ上行性・下行性伝導路の機能が客観的に評価できるようになりました．さらに，事象関連電位，経頭蓋磁気刺激，機能的MRIなどの方法がルーチン化され，非侵襲的脳機能計測が確立されました．

1-2 脳波（electroencephalography；EEG）

脳波（EEG）は，1929年，ドイツの精神科医Bergerにより発見されました 図1 [1]．彼は1929～1938年に「ヒトの脳波について」という14編の論文を公表し，第1報には1924年に最初の記録をしたという記載があり，第2報ではα波，β波を命名しています [2]．当時は末梢神経の研究が盛んで，Bergerの記録した脳波はすぐには受け入れられませんでした．しかし，1933年にイギリスの高名な生理学者でノーベル賞受賞者でもあるAdrianが追試し，翌年に

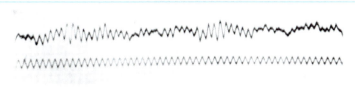

図1 息子 Klaus の 15 歳時の頭皮上脳波
上は鉛板電極でもっての後頭部から前頭部との双極導出による脳波です．下のタイマーは 1/10 秒を示し，アーチファクトではないことを証明しています．
（Berger H. Arch Psychiat Nervenkr, 1929; 87: 527-70[1]）

英国生理学会で自ら被験者になって実演したことによって，世界的に認知されるようになりました．さらに，1935 年，ボストンの Gibbs ら[3]がてんかん小発作の患者が発作時に 3 Hz 棘徐波複合を示すことを発見したことは，脳波研究に拍車をかけました．脳波装置も最初は一定の規格がありませんでしたが，1948 年には実用的で移動も容易な 8 素子（チャネル）の脳波計が製造されるようになりました[4]．その後，多チャネル化が進むと共に，最近は，アナログ信号をすべてデジタル化したデジタル脳波計の時代となりました[5]．

1-3 筋電図（electromyography；EMG）

筋電図（EMG）は，大きく針筋電図と神経伝導検査の 2 つに分けられます．針筋電図に関しては，1929 年に前述の Adrian と Bronk[6]が同心型針電極を開発し，単一運動単位に属する筋線維の活動電位を分離記録することに成功しました 図2．また，彼らは，筋電図記録においてスピーカーによる音が運動単位の変化や電位量の判断に有用な事を示しました．Hodes ら[7]により運動神経伝導速度が患者で最初に測定されたのは 1949 年です．1958 年には，Gilliatt と Sears[8]により知覚神経活動電位の分析が臨床応用されるようになりました．脳波と同じく筋電図検査装置の進歩により，診断精度が向上しています[9]．

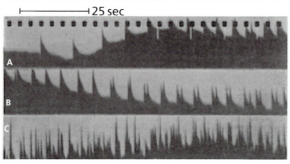

図2 同心型針電極で記録したヒト三頭筋からの活動電位
A: 収縮開始, B: 収縮を次第に増強, C: 強度収縮
(Adrian ED, et al. J Physiol（Lond）. 1929; 67: 119-51[6])

1-4 誘発電位（evoked potentials）

　誘発電位は，1947年にイギリスのDawsonが，ミオクローヌスてんかん患者の末梢神経に電気刺激を与えると，高振幅の脳波反応が現れることを見出したことに始まります[10]．当時はまだ加算平均装置がなかったので，Dawsonは刺激時点（トリガー）に合わせて脳波記録を複数個重畳させ，その中に含まれた誘発電位を背景脳波から区別しました．その後，1954年に彼は電算機による加算平均装置を初めて自作し[11]，体性感覚誘発電位（somatosensory evoked potentials; SEP）の基礎を確立しました図3．加算平均法とコンピュータの性能の向上に伴い，コンパクトな誘発脳波計が市販されるようになり，70年代後半から80年代にかけて誘発電位の臨床応用が爛熟期を迎えました．

1-5 事象関連電位（event-related potentials; ERP）

　2つの刺激の弁別課題（標準刺激と標的刺激）でまれに出現する標的刺激に注意を向けさせると，潜時が約300 msで陽性の波（P300）が頭頂部優位に記録されることを1965年にSuttonら[12]が報告しました図4．これは，感覚刺

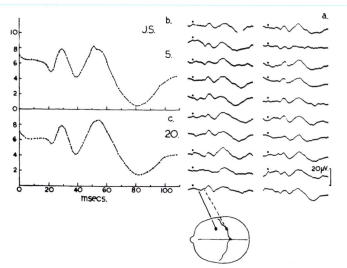

図3 加算平均法による体性感覚誘発電位の記録

左尺骨神経を1Hzで電気刺激した波形で，aは刺激毎の誘発波形です．刺激の開始時点（トリガー）を「●」で示します．この被検者の反応は大きいため，1施行毎でも波形が同定できます．bは5回の反応の加算平均結果，cは20回の加算平均波形です．サンプリング周波数は250Hzで，上向きの振れが陽性です．
(Dawson GD. Electroencephalogr Clin Neurophysiol. 1954; 6: 65-84[11])

激の物理的な性状による外因的な（exogenous）反応ではなく，内因的な（endogenous）感覚情報の認知・判断処理過程を電気現象として初めて捉えたものです．この発見により認知情報処理過程の時系列的反応を解析できるようになり，事象関連電位（ERP）は高次脳機能研究に欠かせないツールとなりました[13]．

経頭蓋磁気刺激法
(transcranial magnetic stimulation; TMS)

1985年にBarkerら[14]により，経頭蓋磁気刺激法（TMS）が開発されまし

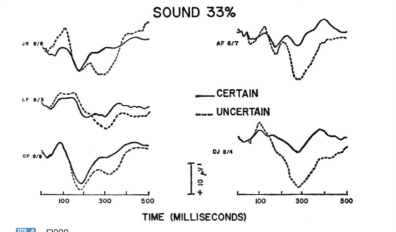

図4 P300
　Uncertain（33%）の出現率のときに，P300（破線）が明瞭に出現します．5人の被検者の記録です．
（Sutton S, et al. Science. 1965; 150: 1187-8[12]より引用）

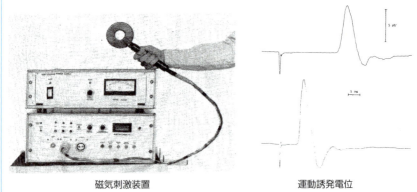

磁気刺激装置　　　　　　　運動誘発電位

図5 磁気刺激装置と運動誘発電位
　（左）磁気刺激装置と円形コイル（外径10 cm，最大ピーク電流4000 A）．
　（右）反対側の運動野を磁気刺激すると小指外転筋の筋活動電位が記録されました（潜時23 ms，上段）．肘部で末梢神経を刺激すると同様に筋活動電位が記録されました（潜時7 ms，下段）．なお，下段の記録波形が不明瞭なのは，原著のままです．(Barker AT, et al. Non-invasive magnetic stimulation of human motor cortex. Lancet. 1985; 1: 1106-7.[14])

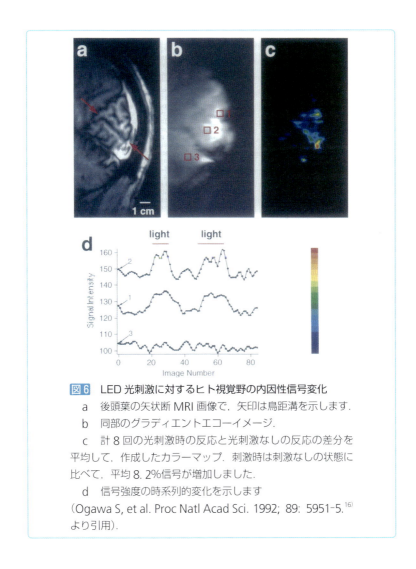

図6 LED 光刺激に対するヒト視覚野の内因性信号変化
 a 後頭葉の矢状断 MRI 画像で，矢印は鳥距溝を示します．
 b 同部のグラディエントエコーイメージ．
 c 計 8 回の光刺激時の反応と光刺激なしの反応の差分を平均して，作成したカラーマップ．刺激時は刺激なしの状態に比べて，平均 8.2%信号が増加しました．
 d 信号強度の時系列的変化を示します
(Ogawa S, et al. Proc Natl Acad Sci. 1992; 89: 5951-5.[16] より引用)．

た図5．円形のコイルに鳥電流を流し急激な磁場の変化によって（ファラデーの電磁誘導の法則により），弱い電流を組織内に誘起させることで，非侵襲的に脳内のニューロンを興奮させる方法です．これと同じことは 1980 年に Merton と Morton[15]による経頭蓋電気刺激法（transcranial electrical stimulation）によりすでに示されていましたが，経頭蓋電気刺激法は非常に強い痛

みを生じるという欠点がありました．痛みを伴わず大脳運動野を磁気刺激し，四肢・躯幹節での運動誘発電位（motor evoked potentials; MEP）を記録することができるため，TMSは下行性運動路の客観的検査として急速に普及しました．

機能的磁気共鳴画像（functional magnetic resonance imaging; fMRI）

　1992年にベル研究所の小川誠二博士によって発見されたBOLD（blood oxygenation level dependent）法と呼ばれる方法により，ヒトの脳機能の可視化が可能となりました 図6[16]．酸素を失った還元状態のヘモグロビン（Hb）は磁性をもちます（磁場で磁化する）が，酸素をもった酸化状態のHbは磁性をもちません．血管中の還元Hbは磁場の中で磁化してもともとの磁場の不均一をもたらし，磁気共鳴によって引き起こされた水素原子核のスピン回転の位相を乱して磁気共鳴信号を減少させます．局所脳血流量が増えると酸化Hbだけを含んだ新鮮な血液がより多く供給されるので，毛細血管，細静脈，静脈内の還元Hbの濃度は減少し，水素の磁気共鳴信号が増加します．BOLD法では，このような，神経活動の亢進―局所脳血液流量の増加―還元Hb濃度の減少―磁気共鳴信号の増加，という現象の連鎖を逆にたどって磁気共鳴信号の増加から神経活動の亢進を推定します．

● 文献
1. Berger H. Über des Elektrenkephalogramm des Menschen. Arch Psychiat Nervenkr. 1929; 87: 527-70.
2. 山口成良．Hans Bergerのヒトの脳波の発見とその後の脳波学の発展―Hans Bergerの年代記も含めて―．精神経誌．2008; 110: 134-43.
3. Gibbs FA, Davis H, Lennox WG. The electro-encephalogram in epilepsy and in conditions of impaired consciousness. Arch Neurol Psychiat. 1935; 34: 1133-48.
4. 大熊輝雄．臨床脳波学第5版．東京: 医学書院; 1999.
5. 日本臨床神経生理学会．編．デジタル脳波の記録・判読の手引き．東京: 診断と治療社; 2015.

6. Adrian ED, Bronk DW. The discharge of impulses in motor nerve fibres. Part Ⅱ. The frequency of discharge in reflex and voluntary contractions. J Physiol（Lond）. 1929; 67: 119-51.
7. Hodes R, Larrabee MG, German W. The human electromyogram in response to nerve stimulation and the conduction velocity of motor axons. Studies on normal and on injured peripheral nerves. Arch Neurol Psychiat. 1948; 60: 340-65.
8. Gilliatt RW, Sears TA. Sensory nerve action potentials in patients with peripheral nerve lesions. J Neurol Neurosurg Psychiatr. 1958; 21: 109-18.
9. 日本臨床神経生理学会 筋・末梢神経電気診断向上委員会，認定委員会，編．モノグラフ 神経筋電気診断を基礎から学ぶ人のために．東京：日本臨床神経生理学会; 2013.
10. Dawson GD. Investigations on a patient subject to myoclonic seizures after sensory stimulation. J Neurol Neurosurg Psychiatry. 1947; 10: 141-62.
11. Dawson GD. A summation technique for the detection of small evoked potentials. Electroencephalogr Clin Neurophysiol. 1954; 6: 65-84.
12. Sutton S, Braren M, Zubin J, et al. Evoked-potential correlates of stimulus uncertainty. Science. 1965; 150: 1187-8.
13. 日本臨床神経生理学会 認定委員会，編．モノグラフ 脳機能計測法を基礎から学ぶ人のために．東京：日本臨床神経生理学会; 2013.
14. Barker AT, Jalinous R, Freeston IL. Non-invasive magnetic stimulation of human motor cortex. Lancet. 1985; 1: 1106-7.
15. Merton PA, Morton HB. Stimulation of the cerebral cortex in the intact human subject. Nature. 1980; 285: 227.
16. Ogawa S, Tank DW, Menon R, et al. Intrinsic signal changes accompanying sensory stimulation: Functional brain mapping with magnetic resonance imaging. Proc Natl Acad Sci. 1992; 89: 5951-55.

2章 臨床神経生理学を理解するためのMEの基礎知識

　脳波，筋電図，誘発電位，事象関連電位など臨床神経生理学で用いられる手技には共通したMEの知識が必要です．

ポイント
- ✓ 臨床神経生理学を理解するためのMEの基礎知識をまとめました．
- ✓ 差動型増幅器，A/D変換，サンプリングの定理，フィルタなどの基本を押さえることが肝腎です．

2-1 差動型増幅器

　生体電気現象の記録には，2点間の電位差を，差動型増幅器を用いて測定します図1．差動型増幅器は，信号成分から同相成分（交流障害）を相殺して波形を記録します．

2-2 アナログ/デジタル（A/D）変換

　入力波形のアナログ（analogue, A）信号をデジタル（digital, D）化して取り込むことです[1,2]．これを標本化（sampling）といいます．解析時間の時間軸に沿って波形が等間隔に置かれた点の集まりに変換されます図2．これらの点をサンプリング点（sampling point）といい，その間隔（Δt）はサンプリング間隔とよばれます．入力されたアナログ波形はサンプリング点から構成される不連続なデジタル波形で表されます．サンプリング間隔の逆数はサンプリング周波数（sampling rate，解析時間が100 msでサンプリングが500点の時は，5 kHzとなります）と呼ばれ，これが高いと時間分解能が高くなります．つまり，時間間隔が短い（サンプリング周波数（Hz）が高い）ほど，

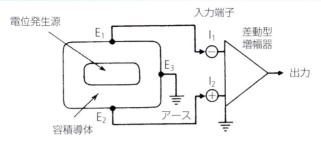

図1 生体電気信号の導出
　E_1は記録電極,E_2は基準電極です.脳波や誘発電位などの導出は原理的に差動型増幅器を使った双極導出です.基準電極は電位的にゼロであることを意味しないことに注意してください.
(中西孝雄,吉江信夫,編.臨床誘発電位診断学.東京:南江堂;1989[1])より一部改変)

アナログデータの原信号

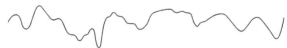

Δtが小さい場合(原信号の再現性が良い)

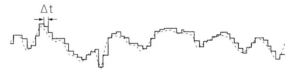

Δtが大きい場合(原信号の再現性が悪い)

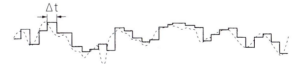

図2 アナログ/デジタル変換の実際
　サンプリング間隔(Δt)により原信号の再現性が変わることに注意してください.
(石山陽事.臨床神経生理検査におけるME技術.In:松浦雅人,編.臨床神経生理検査の実際.東京:新興医学出版社;2007.p.6-25[2])より一部改変)

2-2 アナログ/デジタル(A/D)変換

厳密な波形再現が可能になります．また，「サンプリング周波数が，入力信号の周波数の2倍以上でなければ，波形を正確に復元できない」という性質をサンプリング定理といいます．デジタル脳波計では，500 Hz か 1 kHz のサンプリング周波数となっています．誘発電位で使われる加算平均コンピュータの最大サンプリング点数は多くて 1,024 点，少なくても 256 点は使われています．

2-3 ナイキスト周波数とエイリアシングノイズ

　前述したように，サンプリング周波数が，入力信号の周波数の2倍以上でなければ，波形を正確に復元できません．ナイキスト周波数は，ある信号を標本化する際，その標本化周波数の 1/2 に相当する周波数です[2]．サンプリング周波数が 500 Hz であれば，ナイキスト周波数は 250 Hz になります．入力信号の周波数成分がナイキスト周波数よりも高いと，折り返し現象（エイリアシング）と呼ばれる現象が発生します 図3．そのため，サンプリング後の信号の周波数成分に，入力信号の周波数成分のナイキスト周波数以上の信号に由来する信号が，異なる周波数に変換されて入り込み，ノイズとして残ります．このノイズを抑えるためには，サンプリングする前にあらかじめナイキスト周波数以上の周波数成分を除去しておく必要があります（サンプリング周波数が 500 Hz ならばその約 1/3 の 160 Hz 以上は除去しておくべきです）．

2-4 フィルタ

　低域遮断フィルタ（low cut filter）は，遮断周波数より高い周波数の成分はほとんど減衰させず，遮断周波数より低い周波数の成分を逓減させるフィルタです[3]．一方，高域遮断フィルタ（high cut filter）は，その逆で遮断周波数より高い周波数の成分を逓減させるフィルタです[3]．脳波や誘発電位では，信号の周波数成分だけを通過させ，それ以外の雑音周波数成分を遮断します．これを周波数帯域フィルタ（bandpass filtering）と呼びます．通常，アナログ

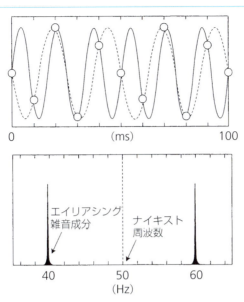

図3 ナイキスト周波数とエイリアシングノイズの関係

　60 Hz（上段実線）のサイン波を100 Hzでサンプリングした時，そのナイキスト周波数は50 Hzです．それを周波数分析すると（下段），40 Hzと60 Hzにパワー値が計算されます．これは50 Hzのナイキスト周波数を中心に60 Hzとの差である10 Hz成分が60 Hzとの対称な位置，すなわち，40 Hzの位置にパワー値をつくる（折り返し現象）ためです．上段点線は40 Hzの周波数成分を示します．
（石山陽事．臨床神経生理検査におけるME技術．In: 松浦雅人．編．臨床神経生理検査の実際．東京: 新興医学出版社; 2007. p.6-25[2)]より一部改変）

フィルタが使われます[1)]．原信号の位相，周波数を変化させますので，信号の波形が歪みます図4．一方，デジタルフィルタは位相に変化を与えません図4[3)]．大事な事はモダリティーに応じて，適切なフィルタ範囲を設定することです．なお，脳波では，低域遮断フィルタは時定数（time constant）で表現されます．入力信号が$1/e$（自然対数の底）すなわち約$1/3$に減衰する時間を指します．時定数が0.3秒の時0.53 Hz，0.1秒の時1.59 Hz以下の波がカットされます〔$TC = 1/2\pi F$（F: 周波数）〕．

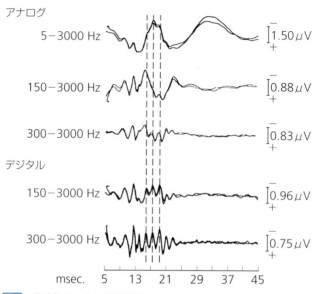

図4 周波数フィルタの重要性
　右正中神経刺激による体性感覚誘発電位（左肩に基準電極をおき，C3' より導出）の波形で，アナログおよびデジタルフィルタリングで低遮断周波数域を変えたときの波形の変化を示します．広域フィルタ（5-3000 Hz）での N20 波形には，16，18，20 ms（点線）で屈曲点が顕著に認められます．これらの成分はデジタル処理すると振幅が減少しますが，位相のズレ（潜時の変移）はみられません．しかし，アナログ処理では潜時のズレが軽度ながら認められます．
（Maccabee PJ, et al. Electroencephalogr Clin Neurophysiol. 1986; 65: 177-87[3]）

2-5 アーチファクト

　種々の生体信号に混入する脳外起源の電位成分です[4]．眼球運動，心電図，体動，交流などがあげられます．アーチファクトの条件を任意に設定して，信号サンプリング時に除去することも可能です．

2-6 検査室の条件

　被検者にとってできるだけ生理的に自然な条件下で記録できる部屋でなければなりません．理想的には快適な検査が可能な検査室，たとえば，室温，換気，湿度，照明，室内の広さなどが配慮され，かつ防音，無響，暗室，光量調整などの可能な部屋であればいうことはありません．しかし，機器の進歩により，電磁気干渉と静電干渉からシールドされた部屋である必要はありません（術場でも記録できます！）．

● 文献
1. 中西孝雄，吉江信夫，編．臨床誘発電位診断学．東京：南江堂；1989．
2. 石山陽事．臨床神経生理検査におけるME技術．In：松浦雅人．編．臨床神経生理検査の実際．東京：新興医学出版社；2007．p. 6-25．
3. Maccabee PJ, Hassan NF, Cracco RQ et al. Short latency somatosensory and spinal evoked potentials: power spectra and comparison between high pass analog and digital filter. Electroencephalogr Clin Neurophysiol. 1986; 65: 177-87.
4. 飛松省三．ここに目をつける！　脳波判読ナビ．東京：南山堂；2016．

3章 針筋電図検査とは

> 針筋電図検査は，神経・筋疾患の診断にとって，有用な情報を提供します．その情報は運動系に関するものに限られますが，検査の目的・方法によりいくつかの種類に分類されます．痛みを伴う検査なので，検査の適応をはっきりさせて，検査を行うことが肝要です．紙幅が限られていますので，詳細は成書や優れた総説を参考にしてください[1-7]．

ポイント

- 針筋電図は，安静時または随意筋収縮中の筋に針電極を刺入して記録します．
- 脊髄の運動神経細胞とそれから発する運動単位の障害を定性的に評価できます．
- 神経原性変化と筋原性変化の鑑別に有用です．
- 侵襲的な検査なので，神経学的所見に立脚した考察の基に実施すべきです．

3-1 検査の適応

針筋電図検査（needle electromyography；EMG）の目的は，脊髄前角細胞（α運動ニューロン）とそれから発する運動線維，筋肉の病変が疑われるとき，その病変部位および病態の診断にあります．障害部位や病態が典型的な場合には，それぞれ特徴的な所見が得られます．この検査は本質的には定性的なものであり，定量評価には適しませんし，スクリーニング的な検査でもありません．

3-2 検査装置

EMGは目的とする筋肉に針電極を刺入し，電位差として記録します．針電極は，金属製の外套の中に絶縁体を介して中心部に電極を埋め込んだもの

で，同心型針電極（concentric needle electrode）と呼ばれます．外套の部分（直径: 0.3 mm）と中心の電極との間で電位差を記録します〔差動増幅（2 章 図1参照）〕．信号は中心電極が外套に対して陰性となるとき上向きに振れます（脳波と同じ）．増幅された信号は液晶ディスプレイ上で観察すると共に電子媒体に保存し，必要に応じて印刷します．同時にスピーカーによる音でも観察します．慣れてくると音を聞いただけで，ある程度波形まで推測できるようになります．

低域遮断フィルタは 5〜8 Hz，高域遮断フィルタは 5〜8 kHz くらいとし，増幅度は通常 1 mV/cm としますが，必要に応じて調節します．

3-3 筋電図検査に関する神経生理

脳からの運動性インパルスは，主として皮質脊髄路によって，延髄または脊髄の運動細胞に達し，運動細胞が発火します．個々の運動細胞は α 線維を介して筋細胞を興奮させます．1 本の α 運動線維は末梢で枝分かれして，複数の筋細胞と結合します．したがって，1 つの α 運動線維が発火すると，それに支配される筋線維群はほぼ同時に興奮します．このことから，α 運動細胞-α 運動線維-筋線維は 1 つの機能単位と考えられ，「運動単位（motor unit）」と呼ばれます．中枢性に駆動されるすべての運動は，この運動単位の活動を介して行われます．1 つの運動単位に属する筋線維の数は，筋によって異なり，眼筋のように複雑な動きをする小さな筋は，数本の筋線維で構成されますが，大腿四頭筋などの大きな抗重力筋では数百本に達します．このように 1 本の α 線維が支配する筋線維の数を「神経支配比（innervation ratio）」といいます．

針筋電図は運動単位に属する複数の筋線維の活動電位の総和を，記録したもので，1 つの運動単位の活動を記録したものを「運動単位電位（motor unit potential; MUP）」と呼びます．電位の波形は筋線維と電極との相対的位置関係によって異なり，電極を動かすと波形も変化します．一つの運動単位に属する筋線維は筋の中でまとまって存在せず，複数の運動単位に属する筋線維が互い違いに重なって分布するモザイクパターンをとります図1．筋線維の

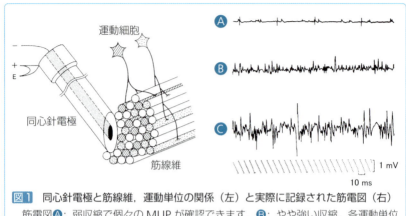

図1 同心針電極と筋線維，運動単位の関係（左）と実際に記録された筋電図（右）
筋電図Ⓐ：弱収縮で個々のMUPが確認できます．Ⓑ：やや強い収縮．各運動単位が重なりあって記録されます．Ⓒ：強い収縮．干渉波形を示します．
（進藤政臣，他．筋電図．濱口勝彦，編．臨床検査MOOK No. 35．神経筋疾患の臨床検査．東京：金原出版；1990. p. 95-103[1]）より引用）

直径は正常では，50～80 μmなので，針電極の直径は筋線維数本分に相当します．同じ電極部位で複数の運動単位の活動を記録することになります．

3-4 検査の方法

　当該筋の安静時と随意収縮時とで検査を行います．随意収縮は最大随意収縮および各運動単位の波形が確認できるくらいの弱い収縮で検査します．

　随意収縮に際して筋の張力を増加させるとき，2つの機序が関与します．1つは発火する運動細胞の数の増加であり，もう1つは同じ運動細胞の発火頻度の増加です．電極を動かさずに随意収縮力を少しずつ強めていくと，非常に弱い収縮では1つの運動単位だけが繰り返し発火している様子が観察できますが，少し強めるとこれに他の運動単位の活動が加わります．さらに強めると多くの運動単位が記録され，やがては波形が互いに重なり合って個々の運動単位の同定ができなくなります（干渉波形，図1）．

　一定の収縮力で随意収縮をするとき，その収縮に関与する1つの運動細胞に注目すると，その運動細胞はほぼ規則的な間隔で発火を繰り返し，この発

火頻度は運動細胞によって少しずつ異なります．したがって正常な状態では異なる運動単位は常時同期して興奮することはなく，筋線維の発火のタイミングは少しずつずれることになります．このことは筋電図の波形を解析する上で留意しておくべき知見です．

3-5 運動単位電位の波形分析

波形の分析は，振幅（amplitude；mV），持続時間（duration；ms），位相（phase）の数に注目して行います．振幅は陽性頂点から陰性頂点までの振幅（peak-to-peak）を測定します．持続時間は基線から偏位し始めた点から最後に再び基線に戻るまでの時間を測定します．位相は基線から陽性，陰性のいずれかに振れ，次に基線に戻るまでを1つの位相と定義します．1つの位相内に基線を越えないいくつかのノッチがみられるときも位相として数えます．

3-6 安静時の筋電図所見

安静にしている筋に針電極を刺入して検査するもので，正常ではみられない電位を確認することによって，ある種の運動細胞，末梢神経，筋障害の診断に有用です．検査上の注意点としては，被検筋が安静状態にあることを確認します．一般的にほぼ規則的な運動単位の発射がみられるときには随意収縮です．高齢者では安静を命じても力が抜けきれずに姿勢反射による収縮や随意収縮がみられることがしばしばあります．

1）正常所見

正常筋では安静状態にある筋に針電極を刺入すると，刺入時に筋線維を傷つけることによる損傷電位がみられます．刺入電位といいますが，その後はいわゆる electrically silent の状態で活動電位は全くみられません．

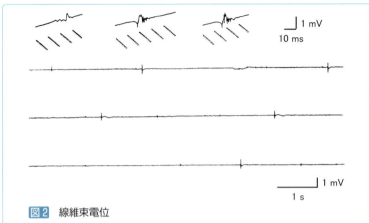

図2 線維束電位

下段は上から下に連続した記録．上段は掃引速度を速くした各電位の波形を示します．
（進藤政臣，他．筋電図．濱口勝彦，編．臨床検査 MOOK No. 35．神経筋疾患の臨床検査．東京：金原出版；1990. p. 95-103[1]）

2）異常所見

a）線維束電位（fasciculation potential）

随意収縮によらない不随意の運動単位の興奮をいい，筋電図では運動単位の活動として記録されます 図2．臨床的な線維束性収縮（fasciculation）に相当します．随意収縮による電位との鑑別は発射の不規則性で，随意収縮時のような一定の頻度の発射はみられず全く不規則に出現します．臨床的に線維束れん縮が確認でき，その部位に電極が刺入されていて，かつ収縮の動きと一致して電位が得られればより確実です．波形は一定のパターンを示さず，正常な運動単位電位であることもあり，また後述の巨大電位や多相性電位のこともあります．この電位は筋萎縮性側索硬化症や頸髄障害など運動細胞の障害時によくみられますが，神経根や末梢神経の障害でも出現することがあります．

b）線維自発電位（fibrillation potential）

線維束電位が運動単位レベルでの活動であったのに対し，個々の筋細胞レ

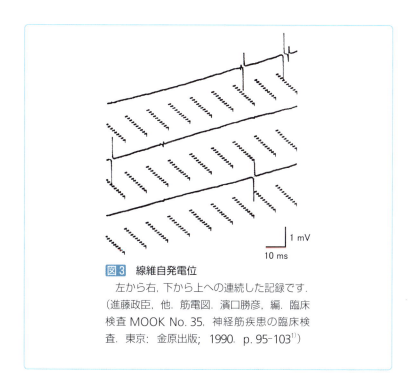

図3 線維自発電位
左から右，下から上への連続した記録です．
(進藤政臣，他．筋電図．濱口勝彦，編．臨床検査 MOOK No. 35．神経筋疾患の臨床検査．東京: 金原出版; 1990. p. 95-103[1])

ベルでの不随意な興奮です．電位の振幅は 100〜200 μV 以下，持続時間 1〜5 ms と小さく，不規則に出現します．ときには 1 mV 以上に及ぶ比較的大きな電位も記録され，複数の筋線維の活動によるとされています図3．位相は多くの場合単相性，または2相性です．これは脱神経 (denervation) を示す所見として重要です．神経支配が途絶えたことによって筋のアセチルコリン受容体の感受性が増し (denervation supersensitivity)，神経の活動電位によらない流血中または組織液中の微量のアセチルコリンまたはそれに類似の脱分極物質に反応するようになった状態と考えられています．これは末梢神経切断や損傷，Guillain-Barré 症候群など比較的急性の病変でみられます．急性損傷の場合，受傷直後にはみられないが，2〜3週間して出現し始め，数週から数カ月にわたってみられやすいといわれます．なお，ミオパチーや正常人でもみられることがあります．

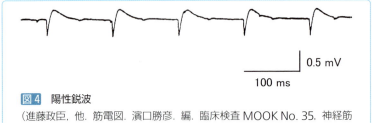

図4 陽性鋭波
(進藤政臣, 他. 筋電図. 濱口勝彦. 編. 臨床検査 MOOK No. 35, 神経筋疾患の臨床検査. 東京: 金原出版; 1990. p. 95-103[1])

c）陽性鋭波（positive sharp wave）

常に陽性に大きく振れる速いスパイクに続いて長いゆっくりした陰性の相を伴う電位です．振幅は $100\,\mu V$ から $1\sim 2\,mV$ 以上に及ぶことがあり，持続時間は $10\sim 100\,ms$ です．波形は特徴的で，同じ波形のものが毎回繰り返し発射され，その発射間隔は $20\sim 300\,ms$ です 図4．この電位は線維自発電位と同様に脱神経の徴候と考えられており，その波形は脱神経が起こった筋線維の同期性活動または変性筋線維を電極が損傷することによるものと推定されています．

d）ミオトニー発射（myotonic discharge）

同一の波形の電位が $10\,ms$ 以下の間隔で高頻度に連続して発火するもので，高頻度発射（high frequency discharge）とも呼ばれます．電極の刺入や筋の機械的叩打，随意収縮などによって誘発され，初期には電位の振幅も高く高頻度に発射しますが，次第に振幅を減じ，発射頻度も低下します 図5．この電位の発射の様子をスピーカーで聞くと，初めにピッチが高く大きな音として聞こえ，次第に低く小さな音となっていきます．この様子は「急降下爆撃音」として有名です．ときには発射の途中で漸増，漸減を繰り返すこともあります．この電位は神経を介して起こるものではなく，筋細胞膜自体の興奮性が異常に高まっているために起こると考えられており，臨床的には筋強直性ジストロフィ症，先天性筋強直症などの筋強直症候群で高頻度にみられます．その他，末梢神経障害や多発筋炎，周期性四肢麻痺などでもみられることがあります．

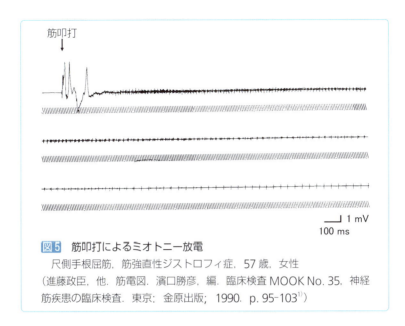

図5 筋叩打によるミオトニー放電
尺側手根屈筋，筋強直性ジストロフィ症，57歳，女性
(進藤政臣, 他. 筋電図. 濱口勝彦, 編. 臨床検査 MOOK No. 35. 神経筋疾患の臨床検査. 東京: 金原出版; 1990. p. 95-103[1]))

3-7 弱収縮時の筋電図所見

　弱い随意収縮では収縮力を弱めさせることにより，少ない数の運動単位の活動のみとし，個々の運動単位の重なりを防いで，電位の波形を検討し，障害部位を診断することを目的として行います．液晶ディスプレイで観察しながら1つの筋につき少なくとも20個以上の運動単位について検討します．複数の運動単位について観察するためには，一定の強さで収縮させておいた状態で針電極を少しずつ動かさなければなりません．この際，電極をさらに進めたり引き抜いたりしながら観察することになりますが，刺す方向を変えるときには一度針先を皮下まで抜いてから改めて別の方向に刺入するようにします．収縮力にもよりますが，実際には2〜3個の運動単位を同時に観察することになります．波形を検討する上で重要な点は，個々の運動単位の同定であり，たまたま重なっている2つ以上の運動単位の波形を1つの電位の波形と間違えないことです．単一の運動単位の同定には，同じ波形の電位がほ

ぼ一定の間隔で発射していることを確認することが大切です．通常用いる程度の弱収縮では運動単位の発射間隔は大体 30～150 ms 程度です．

1）正常電位

正常の運動単位電位は筋細胞の活動電位の集合を細胞外で記録するため，その波形は原則として陽性-陰性-陽性の 3 相性となります．電極と筋線維との位置関係により，ときには単相性，2 相性のものもみられます．記録される電位は運動単位に属する複数の筋線維が興奮したものですが，α 線維が末梢で枝分かれしてから個々の筋線維に活動電位が発生し電極から記録されるまでには若干のずれを生じ，電位は数～10 ms の持続時間をもちます．振幅は筋によっても異なりますが，顔面筋や大腿屈筋では基線から大体 0.5～1 mV，他の四肢筋では 1～2 mV で，大きくても 3 mV は超えません．

2）異常電位

a）巨大電位（giant potential）

振幅が peak-to-peak で 5 mV 以上かつ持続時間 10 ms 以上の電位を巨大電位と呼びます図6．位相の数は問題にしません．多くは運動細胞障害で出現し，変性壊死に陥った運動細胞が支配していた筋細胞群を他の運動細胞が改めて支配する（神経再支配 reinnervation）ことによります．再支配を起こした運動細胞が興奮すると，元々その運動細胞によって支配されていた筋線維群に加え，新たに再支配された筋線維群も興奮するため，得られる電位は振幅が大きく，持続時間も長くなります．典型的には随意収縮によって 1 つの巨大電位だけが連続して出現する様子（single oscillation）が観察され，運動細胞障害が強く示唆されます．巨大電位がみられる機序にはこのほかに同期化（synchronization）が知られており，病的状態では複数の運動細胞が同期して興奮することにより，やはり振幅が大きく持続時間の長い電位が記録されます．なお，再支配は末梢神経障害でも起こることがあり，その場合にも巨大電位がみられます．疾患では筋萎縮性側索硬化症，脊髄性進行性筋萎縮症，ポリオ，アミロイドニューロパチー，慢性多発性神経炎などでよくみられます．巨大電位は慢性の疾患で多くみられ，急性の変化の場合には出現

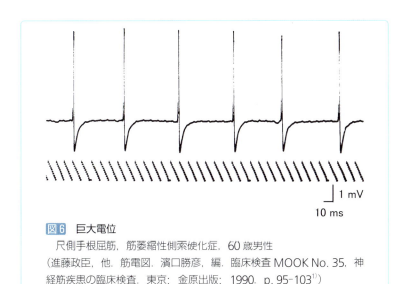

図6 巨大電位
尺側手根屈筋，筋萎縮性側索硬化症，60歳男性
(進藤政臣，他．筋電図．濱口勝彦，編．臨床検査 MOOK No. 35．神経筋疾患の臨床検査．東京：金原出版；1990. p. 95-103[1])

しにくいようです．

b）多相性電位（polyphasic potential）

位相が4相性以上の電位をいいます．4～5相性のものは正常筋にも10～20％はみられます．この電位は末梢神経障害でよくみられ，α線維は末梢で何本かに枝分かれしますが，障害時にはそれぞれの枝について伝導性が低下し，筋線維に達するまでに時間的なずれが生じるために多相性となります．典型的には位相の数が10以上，振幅は peak-to-peak で1 mV 以上となり，このようなときには末梢神経障害の存在が強く示唆されます 図7ⓐ．一方，多相性電位は運動細胞障害や筋障害でもみられることがあります．このうち筋障害でみられるものは一般に電位全体の持続時間が数 ms 以内と短く，振幅も多くは 0.5 mV 以内と小さいものです 図7ⓑ．しかし多発筋炎や筋強直性ジストロフィ症では持続時間が数 ms，振幅が peak-to-peak で1～2 mVと比較的大きいが，電位を構成する個々の位相の持続が 0.5 ms 以内とかなり短い比較的特徴的な多相性電位がみられます 図7ⓒ．

c）短持続電位（short duration low amplitude potential）

振幅が 0.1～0.5 mV で持続時間 2～3 ms 以内の小さな電位です 図8．これ

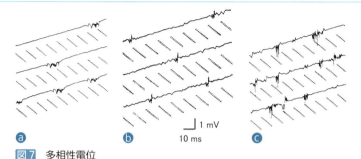

図7 多相性電位

ⓐ: 多発性神経炎 前脛骨筋, 10歳男性. ⓑ: 進行性筋ジストロフィ症 三角筋, 24歳女性. ⓒ: 多発筋炎 上腕二頭筋, 51歳女性
(進藤政臣, 他. 筋電図. 濱口勝彦, 編. 臨床検査 MOOK No. 35, 神経筋疾患の臨床検査. 東京: 金原出版; 1990. p. 95-103[1])

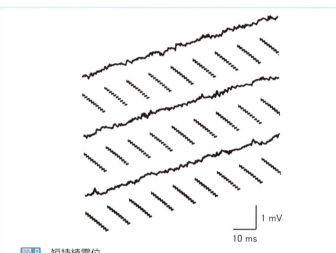

図8 短持続電位

上腕三頭筋 多発筋炎, 51歳女性
(進藤政臣, 他. 筋電図. 濱口勝彦, 編. 臨床検査 MOOK No. 35, 神経筋疾患の臨床検査. 東京: 金原出版; 1990. p. 95-103[1])

は運動単位を構成する筋線維が萎縮し，または変性して数が減少するためです．スピーカーでは高く小さな音で「シャー」と聞こえるのが特徴的です．この電位は進行性筋ジストロフィ症，多発筋炎など筋疾患でみられます．

3-8 最大随意収縮時の筋電図所見

　最大収縮時の筋電図は最大随意収縮努力によって運動単位が動員されうる能力を判定する目的で行います．検査にあたっては，あらかじめ針電極を皮下まで刺入しておき，最大収縮を行わせてから電極を筋組織内に刺入します．収縮させてから電極を筋肉内に刺入すると，収縮によって筋組織内で電極が動き，疼痛を生じ，筋組織を損傷したり電極が曲ってしまったりするので注意が必要です．

1）正常所見

　前述したように，最大随意収縮は運動単位の動員能力をみるために行います．正常筋では最大収縮時には多くの神経筋電位が重なり合い，個々のMUPが互いに干渉し合って不規則かつ複雑なパターンとなります．個々の電位の同定は不可能で，電位の重なりのため基線も確認できなくなります．この状態を干渉波形（interference pattern）といいます 図1 ， 図9 ．

2）異常所見

　最大収縮をしているにも関わらず干渉波形がみられないときは，運動単位の数が減少していると判定されます（ 図9 ）．原因は上位運動ニューロン，すなわち錐体路の障害によって運動細胞の興奮が不十分であるか，運動細胞自体の障害か，または運動細胞に発した活動電位が筋にまで達しなかったかのいずれかで，いわゆる神経原性の変化があるときにみられます．一方，筋の障害時には，たとえ筋細胞の障害によって個々のMUPは小さくなったとしても，神経の活動電位はすべて筋にまで達するために，運動単位の数は末期を除いて減少しません．運動単位の数は，痛みなどのために随意収縮が最大努力でなされないときにも減少するので，収縮努力についても適宜評価する

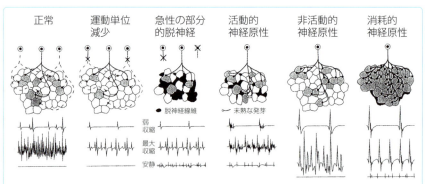

図9 神経原性各段階での運動単位の変化と筋電図所見
　筋電図所見は，弱収縮，最大収縮，安静時活動を示します．活動性神経原性変化（active neurogenic change）では運動単位（MUP）の多相性が強いと，一見干渉波を形成しやすくみえることに注意してください．
（園生雅弘．3. 針筋電図検査　B. 針筋電図検査の臨床応用　a. 神経原性変化と筋原性変化（レベル診断）．黒岩義之，編．神経内科 第65巻特別増刊号 臨床神経生理学的検査マニュアル．東京: 科学評論社; 2006. p. 128-38[7]）

必要があります．

　筋原性変化では，筋線維が脱落する結果，MUPは低振幅，短持続時間を示します．しかし，これらの変化は筋原性がある程度進行した状態でなければ，見つけにくいものです．MUPあたりの平均収縮力が低下しており，ある収縮を実現するために，正常より多くのMUPの動員を形成する早期動員（early recruitment）がみられます．筋疾患でも神経原性変化を疑わせるMUPを呈する場合があります．変性筋においては，残存筋の筋肥大に由来した巨大電位や，線維自発電位，陽性鋭波などもみられます．それは，"筋線維が途中から切れて"運動神経からの支配が途絶えるために生じると考えられています[8]．

3-9 表面筋電図（surface EMG）

　主に中枢性運動障害の患者について，皮膚表面に電極を貼り付け，多くの

筋からその筋電図を同時記録することにより，随意運動や不随意収縮のパターンやその神経機序などを解析する目的で行われます．しばしば加速度計や脳波などを併せて記録することもあります．詳細は 13 章で扱います．

●文献
1. 進藤政臣, 柳澤信夫. 筋電図. 濱口勝彦, 編. 臨床検査 MOOK No. 35. 神経筋疾患の臨床検査. 東京: 金原出版; 1990. p. 95-103.
2. 黒岩義之. 編. 神経内科 第 65 巻特別増刊号 臨床神経生理学的検査マニュアル. 東京: 科学評論社; 2006.
3. 柳澤信夫, 柴崎 浩. 臨床神経生理学. 東京: 医学書院; 2008.
4. 日本臨床神経生理学会 筋・末梢神経電気診断技術向上委員会, 認定委員会, 編. モノグラフ 神経電気診断を基礎から学ぶ人のため. 2013.
5. 飛松省三, 編著. そこが知りたい！臨床神経生理. 東京: 中外医学社; 2016.
6. 宇川義一, 編. 臨床神経生理で何がわかる？[1] 筋電図・神経伝導検査・磁気刺激. Clin Neurosci. 2016: 34: 18-115.
7. 園生雅弘. 3. 針筋電図検査　B. 針筋電図検査の臨床応用　a. 神経原性変化と筋原性変化（レベル診断）. 黒岩義之, 編. 神経内科 第 65 巻特別増刊号 臨床神経生理学的検査マニュアル. 東京: 科学評論社. 2006; p. 128-38.
8. 山崎博輝, 大崎裕亮, 野寺裕之. 針筋電図（1）神経筋疾患の鑑別. 宇川義一, 編. 臨床神経生理で何がわかる？[1] 筋電図・神経伝導検査・磁気刺激. Clin Neurosci. 2016: 34: 23-6.

4章 神経伝導検査とは

　神経伝導検査は神経筋疾患の診断，末梢神経疾患の予後判定・経過観察に，非常に有用な検査です．末梢神経の解剖学的走行を学習し，施行に際していくつかの基本的事項を守れば，比較的習得しやすい検査手技です．ただし，電気刺激による痛みを伴う検査ですので，不必要な検査・強い刺激を行わないようにしてください．紙幅が限られていますので，詳細は成書[1-5]や優れた総説[6-11]を参考にしてください．

ポイント

- ✓ 神経伝導検査は，末梢神経障害の定量的評価に有用です．
- ✓ 伝導速度検査により，脱髄性病変と軸索変性が鑑別できます．
- ✓ F波は神経根から脊髄前角細胞の機能を評価します．
- ✓ H波はIa線維を介した単シナプス性反射です．
- ✓ 反復神経刺激検査は，神経筋接合部の機能検査として重要です．

4-1 神経伝導検査に関する末梢神経の生理

　末梢神経伝導の主な検査対象になっているのは，α運動線維（直径：約10 μm）とIa線維（直径：十数 μm）の大径有髄神経です．それらの伝導は跳躍伝導（saltatory conduction）と呼ばれているように，ランビエ絞輪（node of Ranvier）から次の絞輪へ跳ねるように伝搬します．活動電位を発するNaチャネルは絞輪部に高密度に分布しています．伝導速度は，絞輪間距離の影響は小さく，軸索径と髄鞘厚により決定されます[7]．組織温低下は1℃につき5％速度を低下させます．これは，Naチャネルの透過性が減少するからです．有髄線維の場合，伝導速度は約6×直径（μ）m/sとなります[8]．

　末梢神経を電気刺激したとき，神経線維の細胞膜は脱分極して活動電位が生じ，神経線維に沿って伝導します．伝導には次の特徴があり，これを「末梢神経伝導の3原則」といいます[8]．

　① 両方向伝導　　活動電位は刺激部位から両方向に向かって伝導する．

②不減衰伝導　活動電位が伝導するとき，その大きさは変わらない．
③絶縁伝導　活動電位は隣り合う線維に伝わらず，活動電位を発した線維の上でのみ伝導する．

4-2　検査の適応

以下のことを考えながら，適応を見極めてください．①末梢神経障害があるか，②病変の拡がり（限局性かびまん性か），③潜在性病変の有無，④主病変が軸索（軸索変性）か髄鞘（脱髄性）か，⑤末梢神経障害の程度，⑥治療反応の可能性，などです．

4-3　検査装置

市販の筋電計は，電極や増幅器などの入力部，A/D 変換器，コンピュータによる解析装置，ディスプレイなどから構成されます．交流などの雑音を防ぐため，検査室は電気的にシールドされていることが望ましいですが，最近の筋電計はアースが十分であれば，検査可能です．低周波フィルタは 10-20 Hz 程度，高周波フィルタは 3 kHz 以上にしてください．交流ハムフィルタがオフになっていることを確認してください．また，それぞれの検査時の感度（gain），掃引時間（sweep time）が適切かどうか確認してください．

4-4　検査の方法

1）皮膚温

皮膚温の低下は 1℃につき約 2 m/s 伝導速度を低下させます[7]．Na チャネルの透過性が減少するためです．また，低温では K チャネル透過性も低下し，静止電位への戻りが遅延するので電位振幅の持続時間の増加が起こります．皮膚温は 32℃以上に保ち，室温も 28℃以上に保ちます．

2）記録電極

皮膚面をアルコール綿でよく清拭します．皮膚の角化が強い，高齢者では研磨剤入りの清拭綿などで，皮膚をこすります．表面電極にペーストをつけ，皮膚表面に配置します．

3）電気刺激

刺激電極は，正確に検査する神経の直上に置きます．適切な刺激強度を選び，近傍の他の神経を同時に刺激しないよう，過剰な刺激強度を避けます．接地電極は，記録電極と刺激電極の間に置きます．電気刺激の持続時間は0.2 ms から始め，必要に応じて，伸ばします．刺激の持続時間が長いほど，必要になる刺激強度は弱くなりますが，活動電位の潜時への影響が大きくなります．

4）周波数帯域

増幅器の周波数帯域は，20～5,000 Hz 位に設定します．

4-5 神経伝導検査（nerve conduction study）

どの神経の検査でも重要なことは，末梢神経伝導で扱われる電位が単一の活動電位ではなくて，その集合，複合活動電位（compound action potential；CAP）であることです．

1）運動神経伝導検査（motor nerve conduction study）

運動神経線維に電気刺激を与えると，支配筋から複合筋活動電位（compound muscle action potential；CMAP）を導出できます．刺激点から直接下降した興奮による CMAP を M 波（M wave）と呼びます．異なった2点に対する刺激で得た M 波の潜時差から運動神経伝導速度（motor nerve conduction velocity：MCV）が算出できます 図1❶．M 波導出で留意すべき点は，①活性電極（陰極）を目的筋の筋腹中央に，基準電極（陽極）を遠位腱付着部

に貼付した単極導出とし（筋腹腱法, belly-tendon 法），②M 波がディスプレイの陰性側にシャープに立ち上がること，です．M 波立ち上がりが陽極側であったら，活性電極を調節し適正位置（motor point）を探します．以上の 2 点は不整波形同定のポイントになります．また，電気刺激強度は必ず閾値下から漸増し，M 波が出現した時点で刺激電極の位置を調節し，最も有効な刺激部位を決めます．その後刺激強度をさらに上げ，それ以上 M 波振幅が増加しない刺激強度から約 20％増しの強度（最大上刺激，supramaximal stimulation）で M 波を記録します．この時点では全運動線維が興奮しているとみなされ，最速の線維の伝導速度の測定が可能になります．不正刺激位置では最大上刺激が得られない場合もあります．連続刺激よりも単発刺激で反応をみながら検査してください．そのほうが痛みが少なく，患者さんの協力が得られます．

2）感覚神経伝導検査（sensory nerve conduction study）

感覚神経伝導の観察には，遠位部電気刺激で近位から感覚神経電位（sensory nerve action potential；SNAP）を導出する順行性測定法（orthodromic method）と，近位部刺激・遠位部導出の逆行性測定法（antidromic method）があります[1,2]．どちらの方法でも SNAP の潜時・伝導速度は同じですが，逆行性測定法の方が振幅が大きくなります．感覚神経の記録では，神経筋の伝導は含まれないため，潜時は刺激部位からの神経伝導そのものになります．感覚神経伝導速度（sensory nerve conduction velocity；SCV）は刺激部から記録部までの距離を潜時で割って求めます 図1❷．

順行性測定法では，リング電極で指神経に刺激を加え，手首や肘，膝から SNAP を導出します．運動神経を刺激しないので CMAP 混入のないきれいな記録が可能です　潜時は陽性頂点までとします 図1❷．逆行性測定法では加算平均操作なしに表面電極で SNAP を記録できます．ただ病的な場合は低振幅 SNAP になるので，加算平均が必須になります．導出は指に巻いた 1 対のリング電極で行いますが，腓腹神経などに対しては神経走行に沿って貼付した円盤電極やフェルト電極が用いられます．感覚神経は運動神経より閾値が低く，M 波誘発強度より弱い電気刺激で SNAP が出現し始めます．

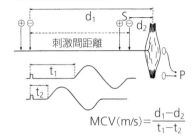
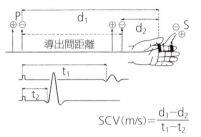

図1　神経伝導速度測定法の原理

運動神経伝導速度は必ず，2点間で刺激をしてM波を記録しなければなりません．感覚神経の場合は，神経筋接合部の伝導時間を無視できるので，1点刺激で計測可能です．なお，順向性での模式図です．
P：導出電極，S：刺激電極
（藤原哲司．神経伝導速度測定と臨床応用．織田敏次，他，編．内科セミナー PN2 脳波・筋電図．大阪：永井書店；1981. p.256-72[6]）

SNAPは，基本的に陽-陰-陽の三相波であり，立ち上がりから基線に戻るまでの時間が数msです．一方，CMAPは陰-陽の二相波で持続時間が10 ms以上になり，波形が全く異なります．この特性の差は，生理的な時間的分散の差により生じます．すなわち，SNAPは刺激電極と記録電極の距離が離れていくと，刺激された感覚神経線維毎の伝導のずれ（時間的分散）によって，三相波の陽陰が打ち消し合って（位相の相殺，phase cancellation）振幅が低下します[7,9]図1❷．生理的な状態では，刺激-記録間の距離が伸びるにつれ，SNAPの振幅は一定の割合で低下し，各刺激点でのSNAP頂点を結ぶと直線になります[9]．

3）F波

F波（F wave）は，最初に足（foot）の小さい筋より記録されたため，その頭文字"F"から名づけられました．運動神経の逆行性伝導による運動ニューロン興奮（back fire）が運動神経を再下降して生じます図2．M波に対する最大上刺激がF波を観察する条件です．また，1回の刺激に反応するのは一部の運動ニューロン（1～5％）だけなので，正常F波では刺激毎に波形と潜

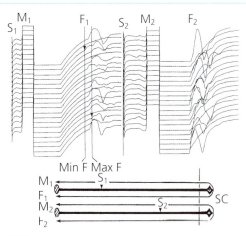

図2 F波潜時の計測

F波最短潜時はM波潜時を規定する最速線維の潜時ですから，F波最短潜時自体がきわめて有効な伝導機能の指標になります．脊髄-腋窩間のような近位側伝導の指標となる近位部刺激（S_2）・脊髄間F波伝導速度は，F_2潜時が同定できなくても，M_1，F_1，M_2潜時がわかれば，次のようにして求められます．

S_2・SC間FCV＝（2×S_2・SC間距離/（F_2潜時－M_2潜時－1 ms）

ただし，F_2潜時＝M_1＋F_1－M_2．1 msは前角細胞の逆行性興奮に必要な時間です．
M_1潜時＋F_1潜時＝M_2潜時＋F_2潜時
M: M波，F: F波，S: 刺激，SC: 脊髄前角細胞，Min F: 最短F潜時，
Max F: 最長F潜時

（馬場正之．末梢神経伝導．島村宗夫，他，編．臨床神経生理学 最近の検査法と臨床応用．東京：真興交易医書出版部；1991. p. 95-104[7]より引用）

時が変化する特徴があります．全体的反応性をみるには10回以上（16回など）の刺激に対する記録が必要です．F波最短潜時（minimal F wave latency）を決定しますが，これはM波潜時を規定する最大伝導速度線維に由来するので，M波潜時やMCV同様，検査の有力な指標になります．しかも，F波は脊髄から末梢に至る全運動経路を通過しますから，そのどこに病変があっても潜時に反映されます．しかし一般的には，末梢神経近位部病変の評価に有用とされています．

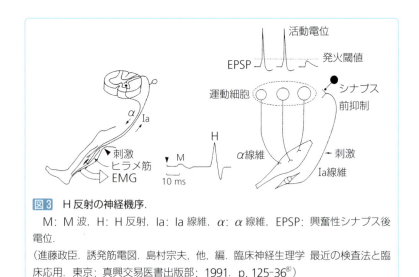

図3 H反射の神経機序.
M: M波, H: H反射, Ia: Ia線維, α: α線維, EPSP: 興奮性シナプス後電位.
(進藤政臣. 誘発筋電図. 島村宗夫, 他, 編. 臨床神経生理学 最近の検査法と臨床応用. 東京: 真興交易医書出版部; 1991. p. 125-36[8])

4）H反射

　H反射（Hoffman反射）は，ヒトにおける単シナプス反射です 図3 ．Ia線維は運動細胞と単シナプス性に興奮性結合をもつことから，Ia線維の活動電位は運動細胞に興奮性シナプス後電位（EPSP）を生じさせ，EPSPが発火閾値を超えた細胞のみが発火してH反射を生じます．Ia線維はα線維より閾値が低いので，刺激強度を徐々に上げていくと，H反射はM波より弱い刺激強度で出現します．刺激強度をさらに上げるとM波が出現し始めますが，H波も次第に振幅増大して最大振幅に達します．刺激をさらに強くするとH波は小さくなり始め，M波の最大刺激ではH波は消失します．これは，α線維の逆行性インパルスが，H波のインパルスと衝突（collision）するためと考えられています．このように，H反射の大きさは刺激の強さと反射弓の興奮性によって変化します．ヒラメ筋の場合，膝下部で刺激するとM波潜時は約5 ms，H反射は30 ms前後です．なお，H波検査は，感覚神経への刺激の選択性を高めるため，刺激の持続時間は1 msがよく用いられます．

4-6 伝導異常を生む形態学的基盤

伝導異常は，形態学的には次の病変で起こります図4.

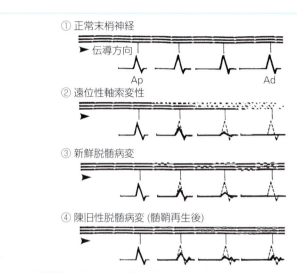

図4 各種形態学的変化と誘発電位変化の関係
① ほぼ同速度の有髄線維からなる末梢神経伝導を仮定したシェーマです．M波の近位部振幅（Ap）/遠位部振幅（Ad）比は0.9〜1.0です．
② 遠位性軸索変性：遠位部ほど振幅低下が著明ですが，伝導速度は低下しません．ただし，残存線維が細い径であれば，みかけ上の潜時延長と伝導速度低下が起こります．
③ 新鮮脱髄病変：伝導ブロックのために振幅低下が主体になります．運動神経伝導でAp/Ad比の低下が著明になります．持続時間延長と伝導速度低下は，あっても軽度です．脱髄性疾患では④の回復病変と混在する場合がみられます．
④ 陳旧性脱髄病変：脱髄からの回復期であり，再生髄鞘によって伝導ブロックが解除されます．伝導速度低下線維が混入するので，波形の不整化と維持時間の延長が起こります（temporal dispersion，時間的分散）．測定区間に含まれる全線維のどこかに脱髄が含まれていれば，潜時が延長し，伝導速度が低下します．伝導速度低下は遺伝性および炎症性脱髄神経炎で最も著明です
（馬場正之．末梢神経伝導．島村宗夫，他，編．臨床神経生理学 最近の検査法と臨床応用．東京：真興交易医書出版部；1991. p.95-104[7]より一部改変して引用）

1）軸索病変

これには軸索変性（axonal degeneration）と軸索萎縮（axonal atrophy）があります．軸索変性には神経切断によるワーラー変性（Wallerian degeneration）と，ニューロンや軸索の代謝低下により軸索末端から変性してくる遠位性軸索変性（distal axonal degeneration；dying back 変性）があります．どちらの場合も CAP 振幅低下が主要所見になります．軸索萎縮は後者の前段階としてみられ，伝導速度がわずかに低下します．

2）脱髄性病変

髄鞘崩壊は膜容量を増大させ，しかも Na チャネルは絞輪部に限局し絞輪間密度が低いため，神経伝導は脱髄部で停止します．これを脱髄性伝導ブロック（demyelinating conduction block）といいます．全線維の伝導停止を完全伝導ブロック（complete conduction block），一部の線維伝導が保たれた状態を不完全伝導ブロック（partial conduction block）と呼びます．伝導速度低下は一般に回復性脱髄病変，すなわち髄鞘再生が開始された脱髄病変の特徴です．

4-7　異常所見のとらえ方・考え方 図5, 表1

1）CAP の振幅低下・消失

軸索数が減少すれば活動電位数も減少し，CAP 振幅が低下します．ワーラー変性では切断部での伝導性はすぐに失われますが，遠位部での伝導性は数日間保たれます．遠位性軸索変性では遠位ほど残存線維が減少し，振幅低下が増長します．運動神経では残存線維による脱神経筋線維の再支配（re-innervation）が起こるので，初期には CMAP 振幅低下は明らかではありません．軸索病変での CMAP 振幅低下は一般に高度病変を意味します．一方，新鮮脱髄病変でも伝導ブロックのために CAP 振幅の低下や消失があります．新鮮脱髄部を挟んだ刺激・導出の場合です．しかし，脱髄部を挟まなけ

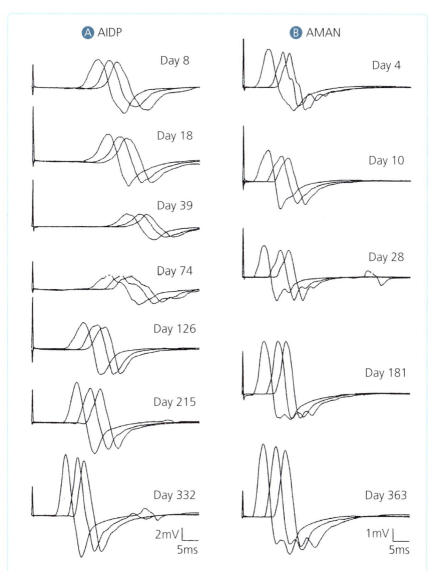

図5 脱髄型Ⓐと軸索型ⒷGuillain-Barré症候群における正中神経運動神経伝導検査の経時的変化

CMAPは，手首，肘，腋窩で刺激し，短母指外転筋で記録しました．脱髄型では回復期に遠位潜時とCMAPの持続時間が延長します．

(国分則人．Guillain-Barré症候群の電気診断．日本臨床神経生理学会 筋・末梢神経電気診断技術向上委員会；認定委員会編．モノグラフ 神経筋電気診断を基礎から学ぶ人のために．2013. p. 113-21[11])

表1 異常判定の概略*

	運動神経伝導	感覚神経伝導
電位波形	通常は陰-陽の2相性．ただし，母指球などで電極が2筋にまたがると，不整になることがある．	順行性：陽-陰-陽の3相性．逆行性：陰-陽の2相性．
頂点間電位振幅（カッコ内は陰性頂点振幅）	遠位部刺激：正中・尺骨神経では5 mV（3.5以下），脛骨神経では8 mV（5）以下，腓骨神経では3 mV（2）以下で低下が疑われる．	正中・尺骨：順行性10 μV（8）以下；逆行性15 μV（10）以下，腓腹神経（下腿部，表面電極）：順行性5 μV（4）以下；逆行性7 μV（5）以下では低下が疑われる．60歳以上では10〜20%振幅が低下する．
伝導速度	前腕部正中・尺骨神経48 m/s以下，下腿部脛骨・腓骨神経43 m/s以下では低下が疑われる．	手指手根部間では48 m/s以下，手根部肘部間では53 m/s以下，下腿部腓腹神経では40 m/s以下で低下が疑われる．60歳以上では5〜10%速度が低下する．
遠位潜時	正中神経4.1 ms，尺骨神経3.3 ms，脛骨神経5.0 ms，腓骨神経5.5 msでは延長が疑われる．	
F波潜時	身長に依存するが，170 cmの場合，根部刺激28 ms以上，足首刺激で53 ms以上の場合，延長が疑われる．	

*これはあくまで大まかな目安です．例えば，正中神経MCV 49 m/sは正常で，47 m/sが異常であるというわけではありません．±5%程度の誤差は常にありますし，室温，電極配置，肢位，測定距離など，条件の違いで数値自体は変動します．したがって，各パラメータの厳密な判定には施設ごとの判定規準が必要ですが，異常伝導所見は波形，振幅，伝導速度などに少しずつ反映されるのが普通です．例えば，振幅低下を全く伴わない感覚神経伝導速度低下は低温によるみかけ上の低下（false positive）の可能性もあります．

（馬場正之．末梢神経伝導．島村宗夫，他，編．臨床神経生理学 最近の検査法と臨床応用．東京：真興交易医書出版部；1991；p. 95-104[7]）

れば遠位部であっても振幅が増すことで，軸索変性と区別できます．軸索変性では遠位部での CAP 振幅が近位部での振幅より大きくなることはありません．

2）最大伝導速度低下

軸索が萎縮すると伝導速度は低下します．しかし，軸索病変での伝導速度は実質的に正常下限の 70％以下（目安は 38 m/s）にはなりません．新鮮脱髄病変では，脱髄部で外向き電流が失われ電気緊張増加が緩徐になるので，隣接絞輪部での興奮立ち上がり時間が延長し，伝導速度は低下します．脱髄は数髄節に連続したり散在性に生じるので伝導ブロックの率（50％以上の振幅低下）が増加します 図5．著しい伝導速度低下はむしろ陳旧性脱髄病変の特徴です．末梢神経は中枢神経と異なり髄鞘再生が活発なので，脱髄後 1～2 週すれば伝導が再開されますが，再生髄鞘は菲薄で伝導効率の悪いことがその原因です．伝導速度が数 m/s 以下になる場合もあります．髄鞘厚が元に戻れば速度はほぼ正常化しますが，それには数カ月以上を要します．

3）遠位潜時延長

上肢では手根部より遠位，下肢では足首以下での MCV は測定できませんから，手根部・足首部刺激 CMAP 潜時を遠位潜時（distal latency；DL）として同部の MCV に準じて扱います．DL 延長は MCV 低下と同義と解されます．

4）誘発電位持続時間延長

CAP を構成する個々の活動電位の伝導速度のばらつき，すなわち時間的分散（temporal dispersion）によります．持続時間延長は伝導速度低下線維混在の指標になります．形態学的には脱髄線維または再生線維の混入を示します．伝導距離が長いほど伝導時間差が拡大して持続時間が延長し，同時に電位振幅低下も助長されます 図5．脱髄では鋸刃状の波形不整化を伴うこともまれではありません．SNAP の持続時間延長では振幅低下が著しく（位相の相殺），多くは記録が困難になります．

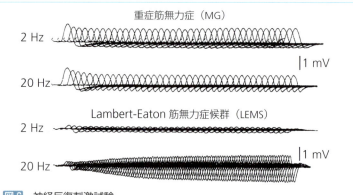

図6 神経反復刺激試験

上2段：MGでは低頻度2Hz, 高頻度20Hzいずれも漸減反応を示します．

下2段：LEMSでは低頻度で減衰反応のみ，高頻度では最初減衰，後に漸増反応を呈します．1発目の振幅はMGと比較して低いことに注目してください．

（島村めぐみ．4. 誘発筋電図検査（Harvey-Masland Test） B. 誘発筋電図検査の臨床応用　b. Lambert-Eaton症候群への臨床応用．黒岩義之，編．神経内科 第65巻特別増刊号 臨床神経生理学的検査マニュアル．東京：科学評論社；2006[12]．）

5）F波異常

F波潜時延長とFCV低下の機序はMCV低下と同様です．個々のF波の潜時ばらつきは時間的分散にほかならず，M波持続時間延長と同義です．正常振幅M波が得られてもF波が誘発されない場合は，刺激部位より近位部の脱髄による伝導ブロックが考えられます．

4-8　神経反復刺激試験

神経筋接合部の障害による筋力低下の代表に重症筋無力症（myasthenia gravis；MG）と筋無力症候群（Lambert-Eaton症候群；LEMS）があります．いずれもアセチルコリン（ACh）の伝達障害ですが，神経反復刺激試験

（repetitive nerve stimulation test；RNS）による電気生理学的評価法が診断に重要です図6．MGでは，自己抗体が神経筋接合部のACh受容体に結合して，これを破壊あるいは機能を障害することにより筋収縮が抑制され，筋力低下が生じます．一方，LEMSでは，骨格筋を支配する神経終末のAChを放出するシナプス前部位の活動が阻害されて，神経インパルスによって放出されるAChの単位量が減少することによって，筋収縮が阻害されます．

　MGのRNSは漸減（waning）現象が特徴ですが，次の点に気をつけます[2]．①最大CMAP誘発の10〜20％増の神経刺激を与える，②2〜5 Hzで10〜20発の連続記録を行う，③個々のCMAPの形が基本的に変わらないことを確認した上で，第4刺激と第1刺激のCMAP振幅比（M4/M1）を得る，④M4/M1比で10％以上の減衰を陽性とする．二角筋，僧帽筋，顔面筋（鼻筋）で異常がでやすいので，そこを標的筋にしてください[13]．LEMSでのRNSは，漸増（waxing）現象が特徴です．20 Hz以上の高頻度刺激では[2]，基準値（安静時のCMAP最大値を得る刺激の1.2倍で1回刺激をした場合の反応）の100％（2倍）以上の場合を陽性とします．近位筋ではなく小指外転筋の感度が高いとされています[13]．

●文献
1. 黒岩義之, 編. 神経内科 第65巻特別増刊号 臨床神経生理学的検査マニュアル. 東京: 科学評論社; 2006.
2. 柳澤信夫, 柴崎 浩. 臨床神経生理学. 東京: 医学書院; 2008.
3. 日本臨床神経生理学会 筋・末梢神経電気診断技術向上委員会, 認定委員会, 編. モノグラフ 神経電気診断を基礎から学ぶ人のため. 2013.
4. 飛松省三, 編著. ここが知りたい！ 臨床神経生理. 東京: 中外医学社; 2016.
5. 宇川義一, 編. 臨床神経生理で何がわかる？［1］筋電図・神経伝導検査・磁気刺激. Clin Neurosci; 2016; 34: 18-115.
6. 藤原哲司. 神経伝導速度測定と臨床応用. 織田敏次, et al, 編. 内科セミナー PN2 脳波・筋電図. 大阪: 永井書店; 1981. p. 256-72.
7. 馬場正之. 末梢神経伝導. 島村宗夫, 柴崎 浩, 編. 臨床神経生理学 最近の検査法と臨床応用. 東京: 真興交易医書出版部; 1991. p. 95-104.
8. 進藤政臣. 誘発筋電図. 島村宗夫, 柴崎 浩, 編. 臨床神経生理学 最近の検査法と臨床応用. 東京: 真興交易医書出版部; 1991. p. 125-36.
9. 今井富裕. 感覚神経伝導検査. 宇川義一, 編. 臨床神経生理で何がわかる？［1］筋

電図・神経伝導検査・磁気刺激. Clin Neurosci. 2016; 34: 50-3.
10. 阿部達哉, 小森哲夫. F波と他の後期成分. 日本臨床神経生理学会 筋・末梢神経電気診断技術向上委員会, 認定委員会, 編. モノグラフ 神経電気診断を基礎から学ぶ人のため. 2013. p. 35-50.
11. 国分則人, 桑原 聡. Guillain-Barré 症候群の電気診断. 日本臨床神経生理学会 筋・末梢神経電気診断技術向上委員会, 認定委員会, 編. モノグラフ 神経電気診断を基礎から学ぶ人のため. 2013. p. 113-21.
12. 島村めぐみ. 4. 誘発筋電図検査（Harvey-Masland Test） B. 誘発筋電図検査の臨床応用 b. Lamber-Eaton 症候群への臨床応用. 黒岩義之, 編. 神経内科 第65巻特別増刊号 臨床神経生理学的検査マニュアル. 東京: 科学評論社; 2006. p. 172-5.
13. 畑中裕己, 園生雅弘. 神経反復刺激試験. 日本臨床神経生理学会 筋・末梢神経電気診断技術向上委員会, 認定委員会, 編. モノグラフ 神経電気診断を基礎から学ぶ人のため. 2013. p. 59-66.

脳波検査とは

脳波検査は，神経疾患の診断に，有用な情報を提供します．CT や MRI に比べて脳波は，はるかに高い時間解像度（ms）をもち，脳機能を動的に評価できますが，判読に慣れない者には敬遠されがちです．しかし，脳波は，画像検査では異常を検出できない時に，その威力を発揮します．脳波を判読する上で，陥りやすい誤り（pitfalls）を防ぐための，基礎知識や脳波所見の捉え方を解説します[1-9]．

- ✓ 脳波は，脳の神経細胞の自発的電気的活動を頭皮上の電極から記録したものです．
- ✓ 脳波は疾患特異的所見に乏しいですが，てんかんや意識障害で威力を発揮します．
- ✓ 順序だった判読により，判読の精度があがります．
- ✓ 脳磁図は，空間分解能が高いため，てんかんの局在や脳機能マッピングに有用です．

5-1 脳波検査（electroencephalography；EEG）の目的

脳波は客観的，非侵襲的，簡便・安価に大脳機能を評価できる検査法です．検査の目的は，脳波による神経疾患の診断であり，脳波に異常があるか否か，あればいかなる性質の異常があるかを見極めなければなりません．脳腫瘍，脳血管障害などの局在病変を有する疾患では画像診断の方が明らかに有用です．しかし，脳波は画像として捉えられることの少ない機能的神経疾患群（特にてんかん），代謝性脳症，意識障害の診断に必要不可欠な検査法であることを強調したいと思います．

5-2 原理

　頭皮上の電極に反映される大脳皮質の神経細胞群の自発的電気変動を脳波計で記録したものです．直径 1 cm の皿電極から記録される脳波は，数 100 万個（約 6 cm^2）の神経細胞の集合電位です．

　脳波の発生源は，視床非特殊核のインパルスにより大脳皮質V層にある大錐体細胞に生じるシナプス後電位（postsynaptic potential）であり，電位的には深部の細胞体と表層の尖端樹状突起（apical dendrite）とで電流双極子

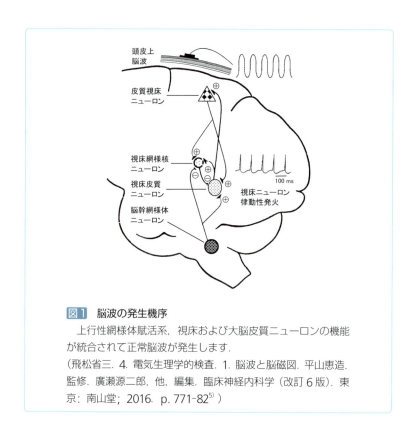

図1　脳波の発生機序
　上行性網様体賦活系，視床および大脳皮質ニューロンの機能が統合されて正常脳波が発生します．
（飛松省三．4．電気生理学的検査．1．脳波と脳磁図．平山惠造．監修．廣瀬源二郎，他，編集．臨床神経内科学（改訂 6 版）．東京：南山堂；2016．p. 771-82[5]）

（current dipole）を形成しています．多数の錐体細胞が同期して生じる電場変化（興奮性シナプス後電位（EPSP）と抑制性シナプス後電位（IPSP））の総和が脳波の主成分です 図1．錐体細胞群の深部の細胞体に過分極状態または樹状突起に脱分極状態が発生すると，皮質表面は陰性電位となります．その逆の場合は，皮質表面が陽性電位となります．

　脳波のリズムは視床で形成され，視床の抑制性介在ニューロンの反回抑制が興奮・抑制リズムを形成すると考えられています．さらに，視床は脳幹網様体賦活系の影響を受けるため，脳波は覚醒・睡眠状態や意識レベルにより変化します 図1．

5-3　検査方法

　頭皮上に装着した電極から導出し，脳波計で電圧の増幅を行い，記録紙にペン書きします．最近は，波形のアナログ信号をデジタル化して電子媒体に記録し，保存・解析するデジタル脳波計が普及しています．記録終了後，モニター画面に再生し，判読を行います．また，必要な箇所のみを印刷したり，電子カルテに保存もできます．

1）電極の配置法

　電極配置には国際的取決めがあり，国際10-20法とよばれています． 図2 に示すように，頭皮上に19個の電極と両側耳朶に2個，計21個の電極を装着します．10-20法の利点は，①頭囲の大きさに関係なく，左右差なく一定の部位に電極配置ができる，②何度検査しても同一部位に配置できる，③電極に対応する大脳の解剖学的部位の対応が確認されている，ことです．

2）差動増幅と極性

　脳波計ではグリッド1（G1）の電極とグリッド2（G2）の電極の電位差（差分）を測定します 図3．脳波計では上向きの振れが陰性で，下向きが陽性ですが，両電極間の電位差として脳波が記録されるため，G1の入力がG2に比べて陰性の場合は上向きに，陽性の場合は下向きに記録されます．

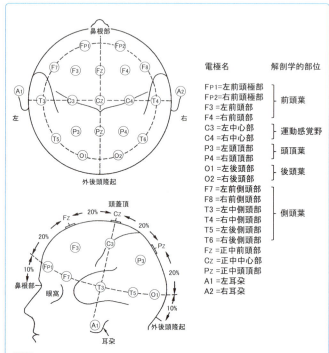

図2 国際10-20法による電極配置，電極番号および部位名称

前後方向はnasion（鼻根部）とinion（外後頭隆起），横方向は左右の耳介前点を結び，それぞれを10等分します．計19個の電極を頭皮上に配置します．奇数は左側，偶数は右側，Aは耳朶を表します（飛松省三．4．電気生理学的検査．1．脳波と脳磁図．平山惠造．監修．廣瀬源二郎，他，編集．臨床神経内科学（改訂6版）．東京：南山堂；2016．p. 771-82[5]）

3）導出法と電位分布

一般に用いる導出法は，基準電極導出法と双極導出法であり，それぞれの特徴を理解した上で，脳波判読を行います．

a）基準電極導出法（referential derivation）

電気的活動源に近い頭皮上の活性電極（G1）と電気的に不活性と考えられる耳朶（G2）を基準にしてその電位差を記録します．活性電極の下にある限

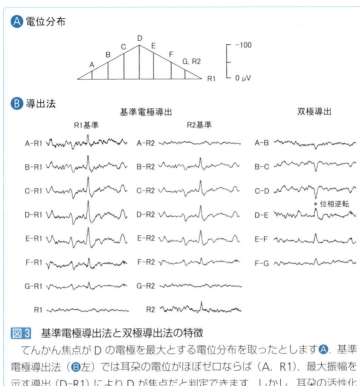

図3 基準電極導出法と双極導出法の特徴

　てんかん焦点がDの電極を最大とする電位分布を取ったとします❹．基準電極導出法（❸左）では耳朶の電位がほぼゼロならば（A, R1），最大振幅を示す導出（D-R1）によりDが焦点だと判定できます．しかし，耳朶の活性化（A, R2）が起こると波形が影響を受け（D-R2），その判定が難しくなります．双極導出法（❸右）では位相逆転(*)により，最大電位の場所（D）が決まります．

（飛松省三．4. 電気生理学的検査．1. 脳波と脳磁図．平山惠造，監修．廣瀬源二郎，他，編集．臨床神経内科学（改訂6版）．東京：南山堂; 2016. p. 771-82[5]）

局した脳の電位変動の絶対値に近いものが記録できるため，全般性脳波異常や左右差の検出に向いています．注意すべき点は，ヒトの身体は電導体のため，耳朶に近い側頭部の電位（側頭葉てんかんの棘波）を拾うことがしばしば起こることです．つまり，耳朶が決して電気的にゼロでなく（耳朶の活性化），正確な電位分布を示さないことがあります図3．

b）双極導出法（bipolar derivation）

　頭皮上の 2 箇所の活性電極（G1, G2）をつなぎ，その電位差を記録する方法です．ともに活性電極であるため，G1, G2 の電位の関係により，波形が歪み，正確な電位分布の判定が困難なことがあります．しかし，位相逆転（phase reversal）により焦点性異常の判定が容易です．位相逆転とは，1 つの波（例えば焦点性棘波）を隣接する 2 つの双極導出で記録すると，その 2 つの記録で，波の極性が反対方向になることをいいます図3．局在性脳波異常の検出に適しています．なお，G1 と G2 の電位が等しい場合は，変化は互いに打ち消され，平坦な脳波となります．

4）賦活法（activation procedures）

　賦活法を行う意義は，①安静時脳波ではみられない潜在的な異常波形の誘

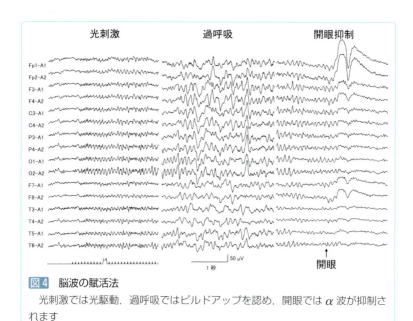

図4　脳波の賦活法
　光刺激では光駆動，過呼吸ではビルドアップを認め，開眼では α 波が抑制されます
（飛松省三．4．電気生理学的検査．1．脳波と脳磁図．平山惠造．監修．廣瀬源二郎，他，編集．臨床神経内科学（改訂 6 版）．東京：南山堂；2016. p. 771-82[5]）

発，②異常所見をより明瞭にする，③異常波形が賦活により消失・増強するか，です．ルーチン検査で実施される賦活法は，閃光刺激〔photic stimulation・ストロボによるフラッシュ刺激を 10 秒間，刺激頻度は複数（3～21 Hz）〕と過呼吸（hyperventilation・1 分間に 20 回程度で 3 分間）です図4．光突発反応やてんかん発作波が記録されます．開閉眼や音刺激も α 波や徐波の反応性を調べるために必ず行われます．また，てんかん診断には，断眠による睡眠賦活も必要です．

5）脳波・ビデオ長時間モニタリング

脳波と患者ビデオを同時に 24 時間以上連続モニターし，脳波とてんかん発作をコンピュータシステムに保存して，てんかん発作の臨床症候と発作時脳波を詳細に解析するものです．てんかん発作型とてんかん焦点部位を正確に診断でき，難治性てんかんの外科治療の適応を決定するのに有用です．

正常所見

脳波診断は正常人の脳波の特徴を正確に理解することに尽きます．脳波は種々の生理的状態により変動し，安静閉眼時に背景活動として後頭部優位に出現する α 波も，年齢，覚醒・意識状態，開閉眼，精神集中，血糖値，発熱，薬物などにより変化することを知り，脳波記録時の患者の状態を考慮して診断する必要があります．

1）脳波特有の用語

脳波判読のためには，脳波特有の用語を知っておく必要があります[1,5,6]．

a）周波数と振幅

周波数成分は波の速さによって以下のように区分され，命名されています．α 波は 8～13 Hz，β 波は 14～30 Hz，θ 波は 4～7 Hz，δ 波は 0.5～3 Hz です．δ 波，θ 波は徐波，β 波は速波とも呼ばれます．脳波の振幅は谷から山までの高さをいい，通常は 5～150 μV です．

b）電位分布

　活動が全体に出現する場合をびまん性，一側に出現する場合を半球性，限局して存在する場合を局所性といいます．

　c）覚醒度

　脳波は時々刻々と変化する覚醒度（vigilance）を考慮しながら，読む必要があります．覚醒度が低下すると後頭部のα波の連続性が乏しくなり，周波数も遅くなり，振幅が低下します．この時に徐波が出現しても覚醒度が高い時に出現する徐波に比べて病的意義は余りありません．

　d）反応性

　開眼，音，光，痛み刺激に対する脳波の反応性を指します．反応性がないとそれだけ異常の程度が強いことを意味します．

　e）活動の出現様式

　徐波や棘徐波結合が左右両半球にほぼ同時に出現する場合，徐波や棘徐波結合が両側同期的に前頭部優位に出現するなどと表現します．一方，このような徐波の非対称性が明らかな場合，非同期的に出現するといいます．徐波が不規則な間隔で群発（burst）する場合を間欠的（intermittent）といい，ほぼ連続的に出現する場合を持続的（continuous）と表現します．一定の間隔で出る場合は周期的（periodic），もっと間隔が短くなると反復性（repetitive）と表現されます．

2）覚醒時脳波

脳波の経年齢的変化を理解しておく必要があります．

　a）健常成人

　覚醒，安静時の成人（25～65歳）の脳波所見は，①閉眼状態で左右対称性のα波（10 Hz前後，30～50 μV）が後頭部優位（優位律動，dominant rhythm）に出現する，②優位律動は開眼，音，痛み刺激，精神活動により減衰し（α減衰，αブロッキング，図4），睡眠期にも減少・消失する図5，③左右対称部位でのα波の振幅差は50％以内，周波数差は1 Hz以内であり，④低振幅β波（10～20 μV）が前頭部優位に認め，⑤てんかん発作波や徐波などの異常波形を認めないことです．また，正常特殊型として数％に低振幅速波パターンが

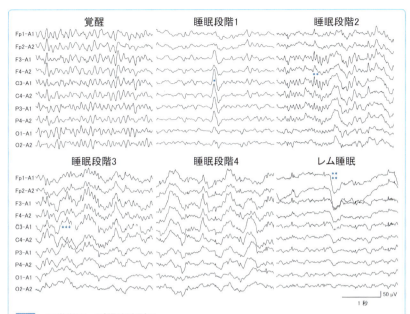

図5 正常覚醒・睡眠脳波所見

　覚醒，ノンレム睡眠（1～4期），レム睡眠の脳波変化を示します．安静閉眼時は α 波が主体となります（左上段）．

　睡眠段階1では α 波の振幅が低下し，比較的低振幅で種々の周波数（2～7 Hz）の波が混じます．第2段階に移行する時期には頭蓋頂鋭波（*）が出現します（左中段）．

　睡眠段階2では紡錘波（14 Hz，**）が出現します．

　睡眠段階3では2 Hz以下で振幅が75 μV以上の徐波（***）が記録の20～50%を占めます．

　睡眠段階4では2 Hz以下で振幅が75 μV以上の徐波が記録の50%以上となります．レム睡眠時には急速眼球運動（**）が出現します．脳波は睡眠段階1に近い所見ですが，頭蓋頂鋭波は出現しません．

（飛松省三．ここに目をつける！ 脳波判読ナビ．東京：南山堂；2016[6])）

あります．20%程度に中心部（C3, C4）にミューリズム（Mu rhythm）がみられます．これは7～11 Hzの α 波に似たアーチ状の波です． α 波とは異なり，開眼では抑制されませんが，反対側の手を握らせると消失します．

　b）高齢者

　65歳以上の脳波を指しますが，45歳以降には側頭部に少量の低振幅 θ（特

に左）が出現するようになります．高齢者の脳波の特徴は，優位律動の周波数が加齢と共に遅くなり，8〜9 Hz となることです．

c）小児

3カ月で後頭部に律動性 θ が出始めます．1〜1.5歳で α 波が出現し，5〜6歳で α 波と θ 波の量がほぼ等しくなります．8歳では8〜9 Hz の α 波が優位となります．前頭・側頭部にはかなりの θ 波があっても問題ありません．12歳では，側頭部に θ 波があっても問題ありません．15〜25歳では，ほぼ成人と同じ 9〜11 Hz の α 波となりますが，若年者後頭部徐波（posterior slow waves of youth）や，徐アルファ異型律動（slow α variants）がみられます．時に側頭部に θ 波が出現しても構いません．

3）睡眠脳波

覚醒脳波と同じく，経年齢的変化を理解しておく必要があります．

a）健常成人

睡眠がだんだん深くなると，脳波の周波数は遅くなり α 波が消失し θ, δ 波が出現します．このように脳波の周波数が遅くなることから徐波睡眠（ノンレム睡眠）と呼ばれています．もう一つの睡眠がレム（REM）睡眠です．REM は急速眼球運動（rapid eye movement）の頭文字をとったものです．この睡眠のときには眼は閉じているが，眼をきょろきょろ動かす運動，身体や頭を支える筋の緊張の消失があり，夢をみています．国際分類では脳波からノンレム睡眠を以下の4つの段階に分けられています 図5.

◎ノンレム睡眠

第Ⅰ期（入眠期）：軽い刺激で覚醒状態に戻ります．α 波の周波数が遅くなって消失し，θ 波が出現します．第2段階に移行する時期には頭蓋頂鋭波（vertex sharp transients）が出現します．

第Ⅱ期（軽睡眠期）：浅い眠りで寝息をたてる状態です．強い刺激を与えないと覚醒しません．θ 波と同程度の周波数ですが，振幅は増加し，ときどき紡錘波（sleep spindle）がみられます．

第Ⅲ, Ⅳ期（深睡眠期）：深い眠りで完全な眠りです．ゆり動かさなけれ

ば覚醒しません．高振幅δ波がみられ，第3段階では2Hz以下で振幅が75μV以上の徐波が記録の20〜50%を占めます．第4段階では2Hz以下で振幅が75μV以上の徐波が記録の50%以上を占めるようになります．
◎**レム睡眠**：第1期に近い脳波を呈します．

ノンレム睡眠とレム睡眠は平均90分程度で交代を繰り返します．20歳代では，Ⅰ期5〜10%，Ⅱ期30〜50%，Ⅲ/Ⅳ期20〜40%で，レム睡眠が25%程度です．

b）高齢者

レム睡眠は加齢に伴い減少し，50歳代では20%，60〜70歳代では15%程度となります．

c）小児

3カ月で紡錘波が出現します．5〜6カ月で頭蓋頂鋭波が出現します．小児では覚醒〜睡眠に至る変化が急で，予測不可能なことがあります．睡眠時に，異常と間違いやすい生理的リズムが出現するので，覚醒度の変化に気をつけて脳波を読む必要があります．過剰紡錘波（extreme spindle），入眠時過同期（hypnagogic hypersynchrony）や出眠時過同期（postarousal hypersynchrony）を異常と見誤らないようにしなければなりません．

4）脳波判読の基本

脳波の記録用紙に書かれた膨大な量のアナログ波形に対して，どこが正常でどこが異常なのか，つまり「どこに目をつけて」判読を進めていけばよいか，大まかな流れを図6に示します．これにより，脳波判読がシステム化され，所見の読み落としが少なくなります[6]．脳波判読でのpitfallsに関して，次の点に留意してください[9]．①差動増幅しているので，「振幅と極性は相対的」である．②耳朶は優位律動（α波）や側頭部の棘波や徐波を拾う（活性化）ので，基準電極導出だけでなく，双極導出の所見と必ず対比する．③臨床情報は，「性と年齢」のみとし，先入観に捕らわれずに判読する．④順序だった判読により，脳波所見が客観化できる．⑤所見から病態生理の鑑別診断を

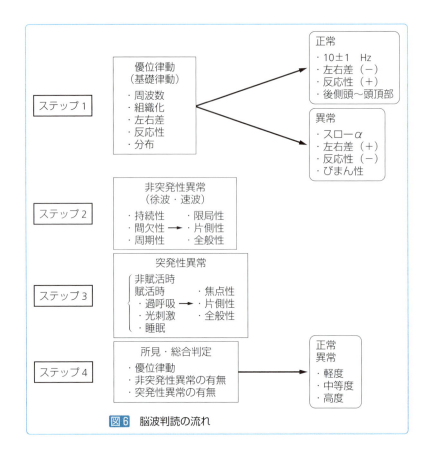

図6 脳波判読の流れ

行った後に，臨床所見と対比する，です．①〜⑤を実行することにより，判読の精度が上がり，誤判断を避けられます．

a）優位律動（dominant rhythm）

脳波の背景活動として注目するのは，優位律動です．これは脳波のすべての背景活動を構成する各種の周波数成分のうち，いちばん時間的に多く出現している周波数成分を指します．正常成人では，通常後頭部優位に出現するα波が優位律動となります．その周波数（Hz），振幅（μV），分布，左右差の有無，出現量，刺激（開閉眼）や各種賦活法による変動性を注意深く観察します．正常成人（25〜65歳）では，9〜11 Hz のα波が後頭部優位に出現し，

開眼,光,音刺激などで抑制されます.周波数の変動は 1 Hz 以内で,それを超すと不規則で非律動的にみえ,脳の統合機能が低下していることを示唆します(組織化不良).

b)背景活動 (background activity)

優位律動以外に混入する徐波と速波がないかどうかをチェックします.正常では傾眠状態にならない限り θ, δ 波は出現しません.ただし,加齢の影響で側頭部に θ が 10% 程度出現することは許容範囲です.前頭部には低振幅の β 波が出現することがあります.

c)賦活法

過呼吸では,生理的徐波化(build-up)が起こります.小児は著明ですが,成人ではあまり起こりません.光刺激では光駆動(photic driving)や背景活動の抑制がみられます.

d)突発波 (paroxysmal waves)(10 章-2 参照)

背景活動から浮き立つ波を突発波(paroxysmal waves)といいます.棘波(spike),鋭波(sharp wave),棘徐波複合(spike and wave complex)などを指します.棘波は持続が 20〜70 ms,鋭波は 70〜200 ms です.生理的意義はどちらも易興奮性(irritable)の状態,すなわちてんかん原性である可能性を示唆します.

e)アーチファクト

脳波計のチャネルに余裕があれば,垂直・水平方向の眼球運動,心電図をモニターします.体動,眼球運動,筋電図,心電図,脈波などのアーチファクトとの鑑別に便利です.

異常所見

1)優位律動の異常

優位律動は脳機能,とくに皮質の統合機能を表します.α 波の周波数が遅いことは,脳機能低下を意味します.正常人でも右後頭部の α 波が左よりも振幅が大きい傾向にあります.しかし,振幅の左右差が 50% 以上あれば,病

的です．周波数の左右差にも注意が必要です．一側で開眼による α 波の抑制が欠如する場合は，その半球の機能異常が示唆されます（Bancaud 現象）．一側で光駆動が欠如する場合は，その半球の機能異常が示唆されます．

2）背景脳波活動の異常と解釈

徐波あるいは棘波がある時はその分布が両側性か半球性か局所性か検討します．徐波の場合，周波数が遅くなればなるほど，また振幅が高くなればなるほど病的意義は高くなります．δ波や高振幅速波などがほぼ持続的に認められる場合は異常であり，その異常が限局性ならば，そこに器質的異常が存在する可能性が高くなります．また，徐波が出現している場合はその反応性を検討します．反応性が低いとそれだけ病的意義が高くなります．

a）前頭部間欠性律動性デルタ活動（frontal intermittent rhythmic delta activity；FIRDA）

FIRDA は前頭部優位に間欠的に両側同期性に出現する律動性 δ です 図7Ⓐ．以前は，間脳・脳幹部などの深部病変を示唆する所見とされていましたが，代謝性，中毒性，炎症性などの原因による軽度～中等度の脳障害にみられます．また，アルツハイマー病などの広範な皮質機能低下時にも出現します．後述の PPDA とは異なり，刺激に対して反応性があります．小児～若年成人では OIRDA（occipital intermittent rhythmic delta activity）として認められます．

b）持続性多形性デルタ活動（persistent polymorphous delta activity；PPDA）

PPDA は限局性に持続的に出現する不規則な高振幅徐波であり，限局性の病変，すなわち皮質を含む白質病巣を示唆します 図7Ⓑ．FIRDA とは異なり刺激に対して反応性が乏しくなります．

3）てんかん発作波

背景活動に含まれる α 波などとは，形，周波数，振幅などの点で区別される一過性の波形で，棘波，鋭波やそれに徐波を伴う棘徐波複合，鋭徐波複合，多棘徐波複合（polyspike and wave complexes）などいろいろなパターンが

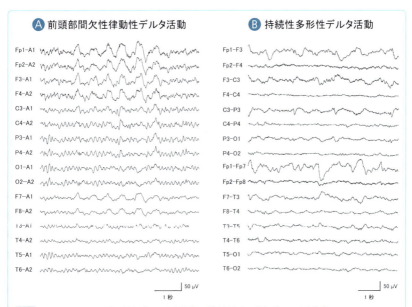

図7 前頭部間欠性律動性デルタ活動Ⓐと持続性多形性デルタ活動Ⓑ
前者では両側前頭部優位に間欠性で律動的なデルタ活動を認めます．後者では左前側頭部に持続的な不規則で多形性のデルタ活動を認め，これは局在的な脳機能障害を示唆します．
(飛松省三．4．電気生理学的検査．1．脳波と脳磁図．平山恵造．監修．廣瀬源二郎，他，編集．臨床神経内科学（改訂6版）．東京：南山堂；2016．p. 771-82[5]）

あります図8，図9．こうした突発波が脳波上に認められれば逆に臨床的に発作症状（てんかん）が観察される可能性が高くなります．突発波は被検者が実際に臨床発作を起こしていないときにも認められます（発作間欠期）．棘波や鋭波は立ち上がりが立ち下がりより急峻で，背景活動から浮き立つと定義されます．陽性より陰性棘波の方が病的意義は高くなります．全般てんかんでは全般性の棘徐波複合図8Ⓐ，3 Hz 棘徐波複合図9Ⓐ，多棘徐波複合，ヒプサリズミア（hypsarhythmia）などが出現します図9Ⓑ．一方，棘波や鋭波が局在性に出現する場合は，部分てんかん（partial epilepsy）と関連づけます図8Ⓑ．局在性に出現したてんかん発作波が大脳全体に拡大する状態を二次性全般化といいます．

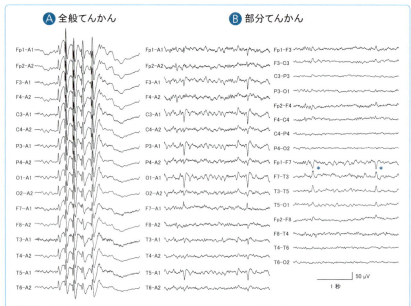

図8 全般性強直間代発作症例Ⓐと複雑部分発作症例Ⓑの脳波所見

前者では全般性棘徐波複合，後者では左前側頭部（F7）で位相逆転（＊）を認め，焦点性てんかんであることがわかります．なお，耳朶基準では，耳朶の活性化のために，左半球に陽性棘波が見えます．

（飛松省三. 4. 電気生理学的検査. 1. 脳波と脳磁図. 平山恵造. 監修. 廣瀬源二郎, 他. 編集. 臨床神経内科学（改訂6版）. 東京: 南山堂; 2016. p. 771-82[5]）

4）偽性てんかん発作波──pseudo-epileptiform pattern（10章-3参照）

てんかんと紛らわしいものとして以下の波形があります．どれも正常人で出現するので，病的意義はありません[6]．小鋭棘波（small sharp spikes），14 & 6 Hz 陽性棘波，6 Hz 棘徐波複合（phantom spike），律動性中側頭部放電（rhythmic mid-temporal discharges），ブリーチリズム（breach rhythm），成人潜在性律動性脳波発射（subclinical rhythmic electrographic（theta）discharges of adults（SREDA）），ウィケット棘波（wicket spikes），後頭部陽性鋭一過波（positive occipital sharp transients of sleep）が知られています（10

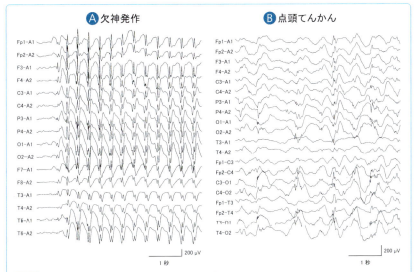

図9 欠神発作症例Ⓐと点頭てんかん症例Ⓑの脳波所見

前者では全般性3Hz棘徐波複合を認め、過呼吸により誘発されます。後者では棘波や高振幅徐波があちこちに無秩序に出現するヒプサリズミア（hypsarrhythmia）を呈します。

（飛松省三．4．電気生理学的検査．1．脳波と脳磁図．平山惠造．監修．廣瀬源二郎，他．編集．臨床神経内科学（改訂6版）．東京：南山堂；2016．p. 771-82[5]）

章-3参照）．

5）薬物速波

ベンゾジアゼピン系，バルビツール系薬剤の服用により，生理的にみられる β 波より振幅が高い（50 μV 以上）速波が前頭中心部優位に出現します．

6）周期性群発

a）周期性一側性てんかん型発射（periodic lateralized epileptiform discharges；PLEDs）

PLEDs は一側性に同期的に出現する高振幅複合波です図10Ⓐ．ヘルペス脳炎に特異的といわれるが，重篤な急性脳血管障害でもみられます．

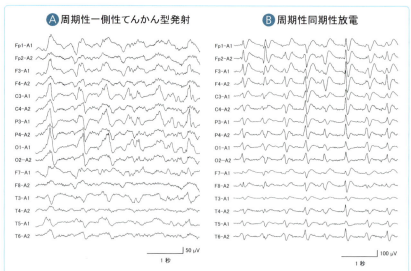

図10 単純ヘルペス脳炎症例での周期性一側性てんかん型発射Ⓐとプリオン病における周期性同期性放電Ⓑ

前者では左半球に限局した鋭波の周期性出現を認めますⒶ. これは, 重篤な脳血管障害でも認められます. 後者では 1 Hz 程度の周期で両側性に鋭波の周期性放電が出現しますⒷ.

(飛松省三. 4. 電気生理学的検査. 1. 脳波と脳磁図. 平山惠造, 監修. 廣瀬源二郎, 他, 編集. 臨床神経内科学（改訂 6 版). 東京: 南山堂; 2016. p. 771-82[5])

b）周期性同期性放電（periodic synchronous discharges; PSD）

Creutzfeldt-Jakob 病の約 2/3 では短周期性の PSD を認めます図10Ⓑ.

c）亜急性硬化性全脳炎（subacute sclerosing panencephalitis; SSPE）

SSPE では長周期性（3 秒前後）の高振幅複合波 slow wave complexes を認めます.

7) 意識障害の脳波

意識障害が出現すると多様な異常脳波を呈します. まず, α, β 波の出現が悪くなり, 徐波の混入を認めます. 意識障害が重篤になるほど, θ, δ 波が目

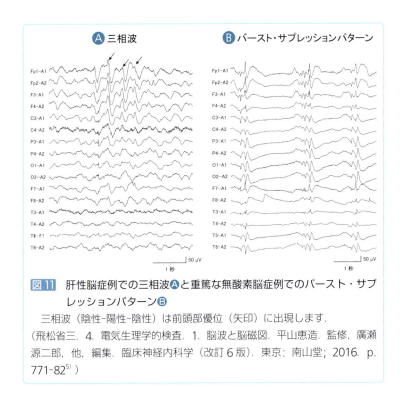

図11 肝性脳症例での三相波Aと重篤な無酸素脳症例でのバースト・サプレッションパターンB

三相波（陰性-陽性-陰性）は前頭部優位（矢印）に出現します．
（飛松省三．4．電気生理学的検査．1．脳波と脳磁図．平山惠造．監修，廣瀬源二郎，他，編集．臨床神経内科学（改訂6版）．東京：南山堂; 2016. p. 771-82[5]）

立ち，昏睡状態になるとδが主体となります．

a）三相波──triphasic waves

陰-陽-陰の三相性波形です．前頭〜中心部に著明で，肝性脳症に特徴的な脳波所見とされていますが，他の代謝性脳症でも出現します図11A．

b）バースト・サプレッションパターン（burst suppression pattern）

同期性に不規則高振幅徐波複合が出現し，その間欠期では背景脳波が抑制され平坦となった状態です．重篤な脳障害を示唆しますが，バルビツール系薬物中毒でも出現します図11B．

c）α昏睡

昏睡状態ではα波が主体のα coma，β波主体のβ coma，睡眠紡錘波主体のspindle comaの出現がみられることがあります．α comaは脳幹部（橋）の血管障害のほか無酸素性脳症，薬物中毒などでもみられます．正常のα波と

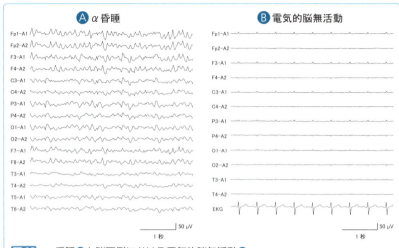

図12 α昏睡Ⓐと脳死例における電気的脳無活動Ⓑ

　特殊な脳波パターンとしてα波が昏睡時に出現します．脳死症例では脳波活動がみられない，いわゆる平坦脳波を呈します．

(飛松省三．4．電気生理学的検査．1．脳波と脳磁図．平山惠造，監修．廣瀬源二郎，他，編集．臨床神経内科学（改訂6版）．東京：南山堂；2016. p. 771-82[5]）

異なり，分布がびまん性で痛み刺激や音刺激に反応しません 図12Ⓐ．

　　d）電気的脳無活動（electrocerebral inactivity）

　2μV以上の電気的脳活動がみられない状態で，いわゆる脳死を意味します．平坦脳波ともいわれます．脳死判定時には感度を4倍以上あげて記録し，痛み刺激などの反応性をみなければなりません．バルビツール中毒や低体温でも認められるので，気をつけなければなりません 図12Ⓑ．

脳磁図（magnetoencephalography；MEG）

1）検査の目的

　MEGは機能的MRIと同等の空間分解能をもちながら，血流量や酸素代謝率の変化ではなく，脳波と同様にミリ秒単位で神経活動を記録できます．こ

のような優れた時空間分解能を利用し，臨床的にはてんかんの局在診断に威力を発揮します[5,7]．また，研究目的には視覚・体性感覚・聴覚・運動などに関する様々な脳機能マッピングに応用されています[10,11]．

2）原理

人体に発生する脳磁場は，地磁気の1億分の1以下と極微弱であり，測定は困難でした．しかし，超伝導を利用した超伝導量子干渉素子が開発されて可能となりました．すなわち，液体ヘリウムによって約−270℃の超低温に保った装置で磁場を記録し，電気信号に変換します．あとは脳波と同様に種々の処理を行うことができます．

MEGは脳波とは異なり，脳脊髄液・骨・軟部組織などの電気抵抗によって信号が減衰しにくく，距離の2乗に反比例して減衰します．頭皮上脳波が記録されるためには約$6\,\mathrm{cm}^2$の皮質領域が同期して活動する必要がありますが，MEGでは半分の約$3\,\mathrm{cm}^2$であり，信号/ノイズ比が高いという特徴があります．

3）検査方法

電気活動と磁場の間には右ねじの法則があり，電流が生じればその周りに磁場が生じます．錐体細胞の樹状突起は皮質表面に対して垂直に伸びており，皮質下からの入力によって樹状突起に生じたシナプス後電位は，皮質表層に対して垂直方向の電流双極子 current dipole を形成します．MEGで測定できるのは，頭皮に対して接線方向の電流に対応する磁場，すなわち脳溝内の皮質で生じた電位に対応した磁場です．

4）異常所見

a）てんかんの術前検査

脳波とは異なり，判読作業はしません．MEGではMRI画像上において棘波の電流源を推定して視覚化できるため，局在関連てんかんの切除部位の決定に際して有用な情報が得られます．しかし，内側側頭葉てんかんの場合は発作起始部位が比較的深部にあるため，磁場が減衰し，海馬に近いてんかん

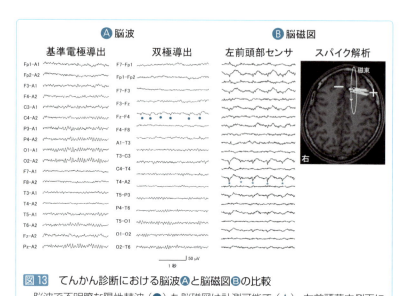

図13 てんかん診断における脳波Ⓐと脳磁図Ⓑの比較
　脳波で不明瞭な陽性棘波（●）も脳磁図は計測可能で（★），左前頭葉内側面に棘波が推定されました．
（飛松省三．4．電気生理学的検査．1．脳波と脳磁図．平山恵造．監修．廣瀬源二郎，他．編集．臨床神経内科学（改訂6版）．東京：南山堂；2016．p.771-82[5]）

性放電の起始部の局在を示すことは難しい場合があります．脳波に比べて信号/ノイズ比が高いので，頭皮上脳波では明確な棘波が乏しく局在性の判断が困難な症例においてもMEGを行ってみる価値があります図13．

b）機能局在診断

　棘波の解析以外の簡単な活用例の一つとしては，誘発磁場の測定があげられます．体性感覚・視覚・聴覚誘発脳磁場の測定を行うと，感覚野のマッピングが可能です．刺激方法は，一般的な誘発電位の方法に準じます（6章誘発電位を参照）．体性感覚刺激により，Penfieldの手の領域に相当する部位に電流源が推定されます．また脳腫瘍などによって正常な解剖学的構造が損なわれている場合にも，術前に非襲侵的に機能マッピングが可能です．このような場合では体性感覚野が正常とは大きく異なる皮質領域に同定されることもあります．

●文献

1. 飛松省三. 脳波を楽しく読むためのミニガイド（1）臨床脳波. 2004; 46: 665-73.
2. 飛松省三. 脳波を楽しく読むためのミニガイド（2）臨床脳波. 2004; 46: 731-42.
3. 飛松省三. 脳波を楽しく読むためのミニガイド（3）臨床脳波. 2004; 46: 807-20.
4. 日本臨床神経生理学会 認定委員会, 編. モノグラフ 臨床脳波を基礎から学ぶ人のため; 2008.
5. 飛松省三. 4 電気生理学的検査, 1 脳波と脳磁図. In: 平山惠造, 監修. 廣瀬源二郎, 田代邦雄, 葛原茂樹, 編集. 臨床神経内科学（改訂6版）. 東京: 南山堂; 2016. p771-82.
6. 飛松省三. ここに目をつける！ 脳波判読ナビ. 東京: 南山堂; 2016.
7. 飛松省三, 編著. そこが知りたい！ 臨床神経生理. 東京: 中外医学社; 2016.
8. 宇川義一, 編. 臨床神経生理で何がわかる？［2］脳波・誘発電位・眼球運動. Clin Neurosci. 2016; 34: 748-831.
9. 飛松省三. 成人脳波判読, pitfalls. 神経内科. 2016; 85: 337-44.
10. 飛松省三, 他. 脳磁図モノグラフ. <https://www.med.kyushu-u.ac.jp/neurophy/>
11. Tobimatsu S, Kakigi R. Clinical Applications of Magnetoencephalography. Germany: Springer. 2016.

6章 誘発電位とは

　誘発電位（evoked potentials）は研究の目的，立場によって広く解釈されていますが，ここでは，「感覚受容器，神経系に対する生理的または非生理的刺激により誘発され，しかもその刺激と時間的関連（time-locked）ないし事象的関連（event-related）のある電気反応または波形」[1]と定義します．ただし，近年は，感覚性の求心路を経由するインパルスだけでなく，磁気刺激による遠心性のインパルスの活動を捉える運動誘発電位も含まれます．誘発電位計測法は施設によって微妙に異なります．ここでは，九州大学での方法を紹介します[3-8]．各誘発電位の原理，波形，解釈の詳細は，成書[1,8-13]も参考にしてください．
　九州大学での誘発電位検査の基本コンセプトは，健常人では100％記録される誘発電位成分をきちんと記録し，それを基に患者さんの異常の有無を判定することです．

ポイント

- ✓ 誘発電位は，運動誘発電位を除き加算平均法を用いて記録します．
- ✓ 感覚誘発電位は，視覚，聴覚，体性感覚の機能を評価できます．
- ✓ 磁気刺激による運動誘発電位は，錐体路の機能を評価できます．
- ✓ 事象関連電位は，認知機能検査として使われます．
- ✓ 神経疾患の臨床症状に応じて，適切な検査を選択することが重要です．

6-1　誘発電位検査の目的

　生体に対して外界から何らかの刺激を与えると，その刺激に直接関連した小さな脳電位が生じます．この脳反応を誘発脳波計で記録したものが誘発電位です．感覚誘発電位は，特殊感覚路の評価，運動誘発電位は錐体路機能の評価，事象関連電位は認知機能検査として使われます．

　誘発電位は，CTやMRIなどの画像診断では捉えられない上行性・下行性伝導路の機能をミリ秒（ms）単位で非侵襲的に検査できます．そのため，多発性硬化症などの中枢神経脱髄疾患の補助診断として，1970年代後半から，その臨床応用が盛んとなりました．

6-2 誘発電位測定の原理

　誘発電位の振幅は非常に小さいので（一般に $10\,\mu$V 以下），脳波のような背景活動（一般に $50\,\mu$V 位）に埋もれてしまい，脳波計では描出できません．刺激を与えた時点（trigger）を基準にして生体電気反応を加算平均（averaging）すると，その刺激と一定の時間的関連をもった信号（signal, S）は目立ってきますが，関係のない雑音（noise, N）は相殺されて見えなくなります図1[2)]．この操作を誘発脳波計で行い，その波形を描画します．加算回数は誘発電位の大きさに依存し，聴性脳幹反応（ABR）は1,000回程度の加算が必要です．ただし，運動誘発電位は，被検筋のCMAPを測定しますので，1回の刺激で十分な反応が得られます．

6-3 検査方法

1）被検者の状態

　脳波に比べて極めて小さいので，被検者の安静と協力が最も大切です．被検者の姿勢は，目的に応じて仰臥位でも座位でも構いません．また大脳皮質で発生する電位は覚醒度に影響されますので，被検者の観察をしながら検査する．

2）誘発脳波計の設定

　刺激の仕方，記録電極の配置とその導出法，電位の周波数帯域，加算回数は，各モダリティーにより異なるので，各項目を参照してください．記録電極を頭皮上あるいは皮膚表面におくので，電極抵抗を十分に落とすことが大切です．$5\,\mathrm{k\Omega}$以下に下げておかないと，種々のノイズが混入しやすくなり，S/N比も低下します．

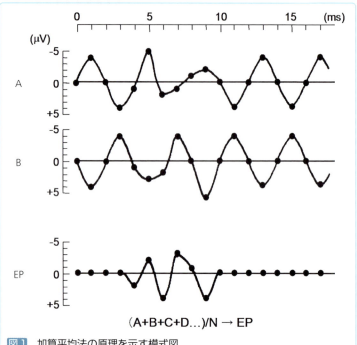

図1 加算平均法の原理を示す模式図
　刺激開始時点から脳波をコンピュータに取り込み，分析時間内に A/D 変化されたサンプリング点の振幅を「●」で表示しています（A，B）．誘発電位は脳波に隠されていますが（A，B），A と B を加算平均しますと誘発電位が出現します（EP）．サンプリング点を線でつなぐと波形として認識できます．
（加藤元博. 臨床脳波. 1974; 19: 442-8[2])より一部改変）

3）波形の同定

　誘発電位の波形は頂点の極性と平均潜時によって表現され，頂点の極性が陽性 positive なら P，陰性 negative なら N とします．次に，正常人における波形の平均潜時をアラビア数字で極性に併記します．すなわち，N20 は陰性頂点で平均潜時が 20 ms という意味です．

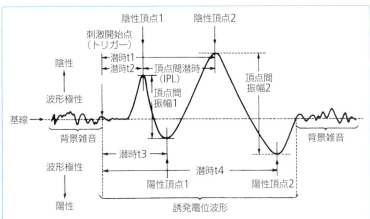

図2 誘発電位波形の模式図と波形パラメータ

　誘発電位は上向きの振れが陰性で，下向きの振れが陽性です．ただし，慣習的にABRは陽性が上向きです．刺激開始点（トリガー）より前の基線は背景雑音レベルを示します．事象関連電位を記録するときには，刺激より前の基線を−100 ms程度いれます．トリガーから陰性頂点あるいは陽性頂点までの時間を潜時と呼びます．2つの頂点の時間差を頂点間潜時（interpeak latency; IPL）とよびます．頂点の発生源がわかっている場合は，その2つの発生源の伝導時間とみなされます．振幅は基線から計測する場合と，陰性および陽性頂点の頂点間振幅を計測する場合があります．
（中西孝雄，吉江信夫．臨床誘発電位診断学．東京：南江堂；1989[1])より一部改変）

4）波形パラメータ

　誘発電位は脳波と同じく波形分析が基本です 図2 [1]．

a）極性（polarity）

　波形の極性は，G1とG2に入力された電位の差分なので，絶対的極性ではなく相対的極性であることを肝に銘じておいてください．つまり，陽性か陰性かはG1の電極がG2に対してより陽性かより陰性かを示しているのにすぎません．脳波と同じく基準電極の活性化は常に起こることに注意してください．脳波と同じように，上向きの振れを陰性，下向きの振れを陽性として表示するのが一般的です．ただし，ABRは慣習的に上向きの振れが陽性です．

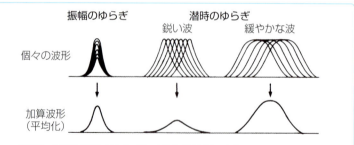

図3 振幅と潜時のゆらぎによる加算波形の変化

刺激開始点から加算平均するため，潜時のゆらぎがなくても振幅のゆらぎがあれば，振幅はその平均値となります（左欄）．一方，振幅にゆらぎがなくても，潜時にゆらぎがあれば，振幅は影響を受けます（中欄，右欄）．これを時間的分散による誘発電位の波形変化と呼びます．脱髄性疾患では，誘発電位の持続時間が長くなったり，分散が強いと記録されなくなることがあります．
（中西孝雄, 吉江信夫. 臨床誘発電位診断学. 東京：南江堂；1989[1]）

b）潜時（latency）

刺激開始時点（0 ms）を基準に基線（baseline）から明らかに浮き立つ波形の頂点（peak）までの時間を測定します．これを頂点潜時（peak latency）と呼びます図2．基線の求め方はいろいろありますが，刺激開始前の短時間の背景雑音（無刺激状態の雑音）の平均値レベルに引かれた直線を使うのが一般的です．波形の頂点から次の波形の頂点までの頂点間潜時（interpeak latency）は，もし波形の頂点が電位発生源の最高興奮時間点に対応するものとみなせば，異なる2つの波の発生源の間を興奮が伝導する時間と考えられます．頂点潜時は被検者の身体要因（たとえば，SEPでは身長）に左右されますが，頂点間潜時はあまり影響を受けません．

c）振幅（amplitude）

波の大きさを表す指標ですが，潜時に比べて個体間での変動が大きく，正常範囲の設定や異常値の判定には工夫を要します．頂点振幅は基線から頂点までの大きさです図2．頂点間振幅は隣り合った波同士の頂点間の振幅です．同一波形のなかで異なった頂点振幅または頂点間振幅を比較するとき，一つの基準振幅の比として他の振幅と比較することがあります．加算平均法を

使っているため，反応波形は，振幅や潜時のゆらぎによって影響を受けます.

d）異常所見

得られた波形の再現性を確認するため2回以上検査を行います．波形の評価パラメータは，主成分の頂点潜時，振幅，頂点間潜時と頂点間振幅です．振幅は個人差が大きく，反応が消失するか左右差が50％以上あるときに異常と判定します．潜時は正規分布するので平均潜時に2標準偏差（standard deviation；SD）もしくは3SDを加えた値を正常上限とします．伝導路のどこかに器質性病変があると反応が消失します．また，脱髄性疾患では潜時の著明な延長と反応の消失がみられます．なお，中枢神経の脱髄では，インパルスの伝導に時間的分散（temporal dispersion）が起こり，加算平均すると波形が消失します．そのため，波形の消失が機能欠落を必ずしも意味しないことに留意してください．

6-4　視覚誘発電位（visual evoked potentials；VEP）

1）目的

視覚誘発電位（VEP）は，視覚路の器質性障害の客観的評価，診断，経過追跡に威力を発揮します．特に潜在性の視神経障害の検索に有用です．

2）原理

VEPの特徴は，①黄斑部を含む半径5度くらいの中心視野を選択的に刺激できる，②素早く格子縞を反転させるので，網膜に照射される輝度が一定となる，③格子の大きさやコントラストが，網膜神経節細胞（視神経の起始部）を刺激する，ことです図4Ⓐ．このため，VEPは視力に依存して変化します．

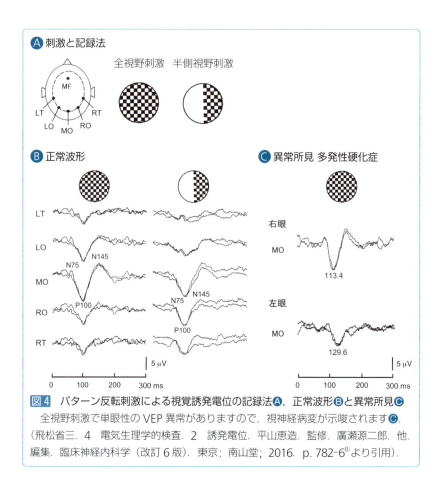

図4 パターン反転刺激による視覚誘発電位の記録法A，正常波形Bと異常所見C
全視野刺激で単眼性のVEP異常がありますので，視神経病変が示唆されますC.
(飛松省三. 4 電気生理学的検査. 2 誘発電位. 平山惠造. 監修. 廣瀬源二郎. 他. 編集. 臨床神経内科学(改訂6版). 東京: 南山堂; 2016. p. 782-6[8]より引用).

3) 検査方法

a) 刺激法

　格子縞の大きさは，視角15分か30分程度が中心視力を反映するので，異常が出やすくなります．刺激視野は直径8～16度くらいにします．格子縞模様をモニター画面上に提示して素早く1格子分だけ偏位させ，白黒を反転させます．被検者と刺激の距離は1m前後なので，その距離で視力を最良にします．一眼ずつ刺激し，目的に応じて全視野または半側視野刺激を行います．

b）記録法

外後頭隆起 inion の 5 cm 上の点（MO）とその点からそれぞれ左右に 5 cm 外側の点（LO, RO）および 10 cm 外側の点（LT, RT）の計 5 カ所に置きます図4Ⓐ．チャンネル数に制限がある場合，全視野刺激では，LT と RT を省いても構いません．また，半側視野刺激では，刺激と同側の側頭部電極（LT または RT）を省略しても構いません．基準電極は前頭部正中線上で鼻根部 nasion の 12 cm 上方の点（MF）におき，アース電極は Cz におきます．増幅器の周波数帯域は 0.5〜200 Hz くらいに設定します．分析時間は 300 ms とし，100 回前後の反応を加算平均します．

c）正常波形

全視野刺激を行うと後頭部正中線（MO）を中心にして陰性（N75）-陽性（P100）-陰性（N145）の三相性波形が現れ，左右対称性に分布します図4Ⓑ．半側視野刺激では，後頭部正中線上（MO）から刺激と同側後頭部にかけて，N75, P100, N145 が出現します図4Ⓑ．これは，視覚野領の黄斑部は主に後頭葉内側面にあり，そこで生じた電流双極子の方向が刺激と同側後頭部に向くためと考えられています（奇異性頭皮上分布；paradoxical lateralization）．

d）異常所見

全視野刺激の場合，P100 を指標とします．P100 の発生源は一次視覚野です．全視野刺激による単眼性 VEP 異常の多くは，視神経障害を示唆します図4Ⓒ．半側視野刺激の場合，一側後頭部に P100 が出現しない場合，それと同側に半盲があります．これは，奇異性頭皮上分布のためです．多発性硬化症の部分症状としての視神経炎の診断に重要です．また視神経炎の既往がなく，検査時視力が正常な症例でも異常を認めることがあります（潜在性病変；subclinical lesion）．ヒステリー性盲や詐病では VEP は正常です．

6-5 体性感覚誘発電位（somatosensory evoked potentials; SEP）

1）目的

体性感覚誘発電位（SEP）は，体性感覚路特に後索-内側毛帯系（関節位置

覚・振動覚）の器質性障害の客観的評価，診断，経過追跡に有用です．

2）原理

末梢神経の電気刺激により伝導速度が速い太い直径の線維が同期して興奮します．上肢あるいは下肢の末梢神経を，皮膚表面から電気刺激して記録します．その伝導路は末梢神経大径有髄線維→脊髄後索→内側毛帯→視床→大脳皮質感覚野です．

3）検査方法

a）刺激法

刺激電極として運動神経伝導測定用のサドル型電極や表面皿電極（距離を3 cm 程度離す）を用います．正中神経は手根部で図5Ⓐ，後脛骨神経は足首部で刺激します．電気刺激には単相性矩形波（持続200 ms）を用い，陰極を陽極より身体の近位部におきます．上肢は3〜5 Hz 程度，下肢は1〜3 Hz 程度で刺激します．筋肉が軽く収縮する程度の強さ（運動閾値の10％上あるいは感覚閾値の3倍）を与えます．電圧（V）刺激より電流（mA）刺激を使います．電気刺激のアーチファクトをできるだけ小さくするため，アース電極を刺激電極より近位部におきます．

b）記録法

上肢の場合，感覚路に沿って鎖骨上窩（Erb 点），第5ないし第7頸椎棘突起上，頭皮上の手の感覚野に記録電極を置いて導出します図5Ⓐ．基準電極はFzもしくは頭部外に置きます．下肢の場合，第4腰椎棘突起上，第12胸椎棘突起上，頭皮上の足の感覚野に記録電極を置いて導出します．増幅器の周波数帯域は5〜3,000 Hz くらいに設定します．分析時間は上肢の場合は50 ms，下肢の場合は100 ms とし，500〜1,000回前後の反応を加算平均します．

c）正常波形

正中神経を手根部で刺激すると，Erb 点からN9，頸椎棘突起上からN13，頭皮上の手の感覚野からN20が記録されます図5Ⓑ．N9，N13，N20の発生源はそれぞれ上腕神経叢，脊髄後角，大脳皮質感覚野（中心後回皮質3b野）

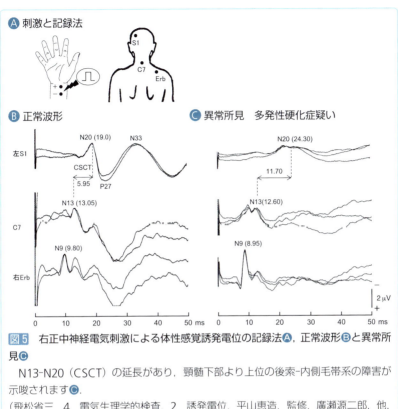

図5 右正中神経電気刺激による体性感覚誘発電位の記録法Ⓐ，正常波形Ⓑと異常所見Ⓒ

N13-N20（CSCT）の延長があり，頸髄下部より上位の後索-内側毛帯系の障害が示唆されますⒸ．

（飛松省三．4 電気生理学的検査．2 誘発電位．平山惠造．監修，廣瀬源二郎，他，編集．臨床神経内科学（改訂6版）．東京：南山堂；2016．p.782-6[8)]）

とされています．後脛骨神経刺激を足首部で刺激すると，第4腰椎棘突起上からN17，第12胸椎棘突起上からN20，頭皮上の足の感覚野からP37が記録されます．N17，N20，P37の発生源はそれぞれ馬尾，脊髄後角，大脳皮質感覚野（中心後回皮質）です．SEPのパラメータは，各成分の潜時，振幅および中枢感覚伝導時間（central sensory conduction time；CSCT）などです．各成分の潜時は身長や上肢長に左右されるが，N13-N20やN20-P37のCSCTはほとんど影響を受けません．

d）異常の判定

頂点潜時やCSCTが指標となり，これらは年齢，性，身長などに影響され

ます．末梢神経から後索-内側毛帯のどこかに病変があれば，それよりも中枢側にある電極での反応が異常となります図5Ⓒ．それ以外の経路に障害がある場合，例えば痛覚（外側脊髄視床路）の障害のみならず，SEPは正常です．脱髄性疾患のスクリーニング，脳血管障害の予後推定，脊椎・脊髄の術中モニターなどによく使われています．

なお，SEPの皮質成分（P25-N33）は，ミオクローヌスの診断と病態生理の検索に有用で，皮質に起源をもつミオクローヌスではその振幅が巨大になります（giant SEP）．

6-6 聴性脳幹反応（auditory brainstem response；ABR）

1）目的

クリック音刺激後，10 ms以内に7個の陽性頂点を有するごく短潜時の聴覚誘発電位が頭皮上から記録されます．ABRは脳幹聴覚路に由来する遠隔電場電位（far-field potential）であり，他覚的聴力検査および脳幹の機能検査として広く使われています．

2）原理

持続0.1 msの矩形波パルスのクリック音をヘッドホンかイヤホンを介して片耳ずつ聴かせて記録します図6Ⓐ．

3）検査方法

a）刺激法

一側の耳を刺激します．非刺激側の耳には，白色雑音を聞かせて，刺激耳からの骨導の影響を除去します．1秒に8〜10回の頻度でクリック音を与えます．クリック音には鼓膜に対して陽圧と陰圧をかける2種類があります．刺激のアーチファクトを減らすため，陽圧と陰圧の両方を交互に聞かせます．音圧レベルで60〜90 dB程度が使われています．

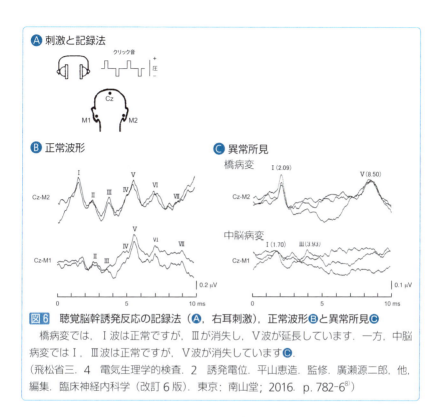

図6 聴覚脳幹誘発反応の記録法（Ⓐ，右耳刺激），正常波形Ⓑと異常所見Ⓒ

橋病変では，Ⅰ波は正常ですが，Ⅲが消失し，Ⅴ波が延長しています．一方，中脳病変ではⅠ，Ⅲ波は正常ですが，Ⅴ波が消失していますⒸ．

（飛松省三．4 電気生理学的検査．2 誘発電位．平山恵造．監修．廣瀬源二郎，他，編集．臨床神経内科学（改訂6版）．東京：南山堂；2016. p. 782-6[8]）

b）記録法

頭頂部（Cz）に記録電極を置き，刺激と同側と対側の耳朶もしくは乳様突起（mastoid）上を基準電極として2チャンネル記録します図6Ⓑ．アース電極は前頭部（Fz）に置きます．増幅器の周波数帯域は30〜3,000 Hzくらいに設定します．分析時間は10 msとし，1,000〜2,000回前後の反応を加算平均します．

c）正常波形

音刺激後10 ms以内に7個の陽性頂点（Ⅰ〜Ⅶ波）が出現しますが，非刺激側ではⅠ波が記録されません図6Ⓑ．この7個の成分のうち，Ⅰ，Ⅲ，Ⅴ波が安定して記録され，それぞれの発生源は聴神経，上オリーブ核（橋），下丘（中脳）とされています．これらの潜時と頂点間潜時が脳幹の聴覚路の機能を

表わす指標として用いられます．ABR における頂点間潜時は刺激音の大小に関わりなく一定であり，中耳や蝸牛の末梢性神経障害の影響を除外できるので，神経疾患の機能検査に適しています．

d）異常の判定

検査の目的はおおよそ 4 つに分けられます．すなわち，①聴力障害の有無の判定，②脳幹部の病巣の部位診断，③脳死の判定，④手術中のモニタリングです ．

6-7 運動誘発電位（motor evoked potentials；MEP）

1）目的

運動誘発電位（MEP）は，錐体路の器質性障害の客観的評価，診断，経過追跡に有用です．

2）原理

MEP は，絶縁された刺激コイルに数百 V の変動電流を流し，変動磁場を生じさせて大脳皮質運動野を刺激します．磁場は頭蓋骨などを容易に通過し，伝導体である脳でコイル内に流れる電流とは逆方向の渦電流を引き起こし，ニューロンを興奮させます．円形コイルで誘起される生体内の電流はコイルのエッジ付近で最大となりますが，8 の字コイルの場合はコイルの交点（短軸方向）の直下で最大電流が流れます．この交点を目的とする皮質付近にあて，コイル内電流を前方から後方（生体内では後方から前方）に流すと，上肢の運動野を刺激できます 図7Ⓐ．下肢についてはコイルの電流は左右方向が適刺激方向となります．

3）検査法

a）刺激法

上肢の場合，CMAP を記録する筋肉の対側の大脳皮質運動野，第 7 頸椎棘突起上付近を刺激します 図7Ⓐ．下肢の場合は CMAP を記録する筋肉の対

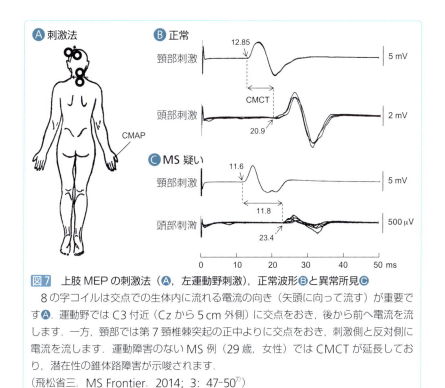

図7 上肢 MEP の刺激法（Ⓐ，左運動野刺激），正常波形Ⓑと異常所見Ⓒ

8の字コイルは交点での生体内に流れる電流の向き（矢頭に向って流す）が重要ですⒶ．運動野では C3 付近（Cz から 5 cm 外側）に交点をおき，後から前へ電流を流します．一方，頸部では第 7 頸椎棘突起の正中よりに交点をおき，刺激側と反対側に電流を流します．運動障害のない MS 例（29歳，女性）では CMCT が延長しており，潜在性の錐体路障害が示唆されます．
（飛松省三．MS Frontier. 2014; 3: 47-50[7]）

側の大脳皮質運動野，第 4 腰椎棘突起上付近を刺激します．

b）記録法

上肢では短母指外転筋，第 1 背側骨間筋，小指外転筋，下肢では前脛骨筋や母指外転筋などが記録の対象となり，そこに表面電極をおきます．MEP で誘発される CMAP は振幅が大きいので，加算平均は不要です．大脳運動野への磁気刺激では，筋を軽く収縮させると MEP 潜時は短くなり，振幅は大きくなります．8 の字コイルで運動野を刺激する時に hot point を検索するのに便利な手法です．Hot point を同定した後，被検筋を安静にさせて，MEP を記録します．増幅器の周波数帯域は，神経伝導検査に準じて 20〜5,000 Hz 位に設定します．分析時間は，上肢が 50 ms，下肢が 100 ms 位にします．8 の字コイルの電流の向きも大事で，上肢の場合は，中心溝に対して後ろから

前へ流すことが推奨されています．

c）正常波形

上肢の場合，運動野刺激後，約 20 ms で MEP が誘発されます．脊髄刺激では，約 13 ms で MEP が出現します図7❶．注意しなければならないのは，脊髄刺激では興奮部位は前角細胞ではなく椎間孔付近の脊髄神経根であるということです．したがって，中枢運動伝導時間（central motor conduction time；CMCT）は上位運動ニューロンから脊髄前角までの下行路の伝導時間のみを反映しているわけではありませんが，臨床的には最も伝導速度の速い皮質脊髄路の伝導時間を反映していると考えて差し支えありません．正確に CMCT を求めるには末梢神経電気刺激による F 波潜時を測定し，末梢伝導時間（ms）（(F 波潜時＋M 波遠位潜時)－1)/2 を求めます（－1 はシナプス伝達に要する時間）．運動野刺激の MEP 立ち上がり潜時から末梢伝導時間を引くと計算できます．

d）異常所見

CMAP の立ち上がり潜時や CMCT が指標となり，これらは年齢，性，身長などに影響されます．運動野→錐体路→前角細胞→神経根→末梢神経のどこかに病変があれば，反応が異常となります図7❸．運動ニューロン疾患や脱髄性疾患の検査によく使われます．

事象関連電位（event-related potentials；ERP）

1）目的

2 つの異なる刺激を弁別させる事象関連電位（ERP）では，認知成分の P300 が記録され，認知障害の客観的評価として使われています．

2）原理

ERP では 2 つの刺激を呈示して刺激ごとに別々に加算平均法を行い，刺激の物理的な性状による外因反応（exogenous）ではなく，内因的な（endogenous）感覚情報の認知・判断処理過程を電気現象として捉えるものです．

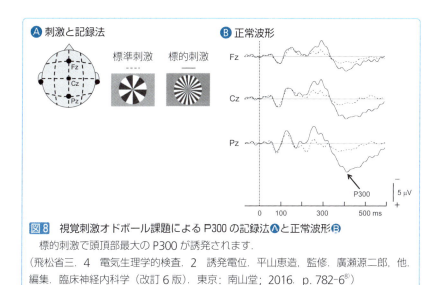

図8 視覚刺激オドボール課題によるP300の記録法Ⓐと正常波形Ⓑ
標的刺激で頭頂部最大のP300が誘発されます．
（飛松省三．4 電気生理学的検査．2 誘発電位．平山惠造，監修．廣瀬源二郎，他．編集．臨床神経内科学（改訂6版）．東京：南山堂；2016. p.782-6[8])）

3）検査方法

a）刺激法

オドボール課題（oddball paradigm）がよく用いられます．2種類の刺激を，頻度を変えてランダムに呈示します図8Ⓐ．多くの場合，4：1以上の呈示頻度差をつけます．低頻度刺激を標的刺激としてその刺激の回数を数えさせたり，ボタン押しをさせたりします．

b）記録法

国際10-20法の正中線上の3部位（Fz，Cz，Pz）と眼球運動などの混入を除外するため，眼球運動を含めた記録を行います図8Ⓐ．基準電極は両側耳朶連結とします．増幅器の周波数帯域は0.5～40Hzくらいに設定します．分析時間は1,000msとし，刺激前の基線（100ms程度）を記録します．標的となる低頻度刺激が20回位呈示されるまで行い，高頻度刺激（標準刺激）と別々に加算平均します図8Ⓑ．振幅は基線から測定します．

c）正常所見

低頻度刺激の約300～400ms後にPz最大の陽性電位が記録され，P300と

よばれます図8Ⓑ．加齢とともに潜時が延長します．

d）異常所見

P300の発生源は複数あり，両側大脳半球の上側頭回，海馬，下頭頂葉が考えられています．認知症患者では，同年齢の対照者と比較して潜時が延長します．自閉症，統合失調症，認知症など精神・神経疾患の認知機能の指標としても臨床応用されています．

● 文献

1. 中西孝雄, 吉江信夫. 臨床誘発電位診断学. 東京: 南江堂; 1989.
2. 加藤元博. 臨床神経学と大脳誘発電位（Ⅰ）. 臨床脳波. 1974; 19: 442-8.
3. 飛松省三. 早わかり誘発電位（1）——誘発電位の基礎. 臨床脳波. 2005; 47: 573-83.
4. 飛松省三. 早わかり誘発電位（2）——視覚誘発電位と聴覚脳幹誘発電位. 臨床脳波. 2005; 47: 638-48.
5. 飛松省三. 早わかり誘発電位（3）——体性感覚誘発電位と運動誘発電位. 臨床脳波. 2005; 47: 717-26.
6. 前川敏彦, 飛松省三. 早わかり誘発電位（4）——事象関連電位とミスマッチ陰性電位. 臨床脳波. 2005; 47: 775-87.
7. 飛松省三. 誘発電位の利用の仕方. 診断のコツとピットフォール. MS Frontier. 2014; 3: 47-50.
8. 飛松省三. 4 電気生理学的検査. 2 誘発電位. In: 平山恵造, 監修. 廣瀬源二郎, 田代邦雄, 葛原茂樹, 編集. 臨床神経内科学, 改訂6版. 東京: 南山堂; 2016. p. 782-6.
9. 黒岩義之, 編. 神経内科 第65巻特別増刊号 臨床神経生理学的検査マニュアル. 東京: 科学評論社; 2006.
10. 柳澤信夫, 柴崎 浩. 臨床神経生理学. 東京: 医学書院; 2008.
11. 日本臨床神経生理学会 認定委員会, 編. モノグラフ 脳機能計測法を基礎から学ぶ人のため. 2013.
12. 飛松省三, 編著. そこが知りたい！ 臨床神経生理. 東京: 中外医学社; 2016.
13. 宇川義一, 編. 臨床神経生理で何がわかる？ [2] 脳波・誘発電位・眼球運動. Clin Neurosci. 2016; 34: 748-831.

第2部

臨床応用編

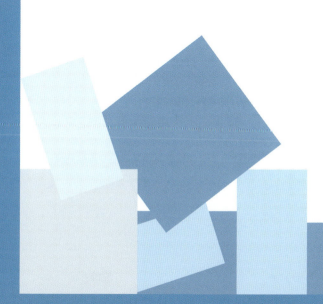

7章 ニューロパチー

　ニューロパチーの診断には臨床徴候に加えて，電気生理学的検査，中でも神経伝導検査（nerve conduction study；NCS）の果たす役割は大きいものがあります．電気生理学的検査が有用な理由は3つに大別されます[1]．第1に，力が入らない，感覚が鈍いなどの臨床症候に対応する異常を直接証明できる可能性が高いことです．これは神経系が電気で信号を伝えているその特性に基づきます．この場合，運動神経伝導検査（motor nerve conduction velocity；MCV）での複合筋活動電位（compound muscle action potential；CMAP）振幅と筋力，感覚神経伝導検査（sensory nerve conduction velocity；SCV）での感覚神経活動電位（sensory nerve action potential；SNAP）振幅と感覚低下・脱失とを対比させることで有用な情報が得られます．第2に，電気生理学的検査は神経学的診察の延長上（所見の確認）と位置づけられますが，症候ではわからないことも明らかにできることがあります．例えば，神経幹上での病変の局在を明らかにできること，脱髄性か軸索性かの病理を推測できることなどが挙げられます．第3に，低侵襲でかつ定量性があるために，検査を繰り返し行えます．そのため，疾患の経過を観察したり，治療効果の判定に用いるのに適しています．

　本章では，免疫性・炎症性機序によるニューロパチーの電気診断に絞って，電気生理検査とその病態生理について解説します．NCSによる脱髄か軸索障害かの判断は重要なので，図1にその概念を示します[2,3]．

ポイント

- ニューロパチー，特に脱髄性ニューロパチーの電気生理診断についてまとめました．
- 神経伝導検査による脱髄か軸索障害かの判断が重要です．
- 脱髄の診断には，伝導速度の低下，遠位潜時・F波潜時の延長，伝導ブロックの有無を検査します．
- 末梢神経近位部や神経根の機能評価として，体性感覚誘発電位や運動誘発電位の可能性を述べました．

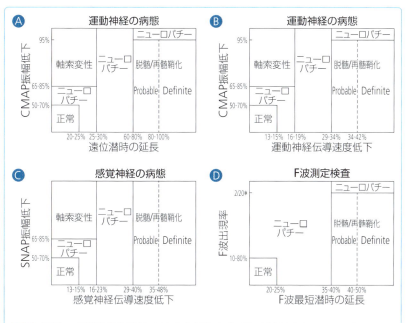

図1 運動・感覚神経伝導速度検査を基にした ESTEEM（European Standardized Telematic tool to Evaluate Electrodiagnostic Methods）グループによる多発ニューロパチーの病態分類

　x軸に遠位潜時の延長，伝導速度の低下，F波最短潜時の延長，y軸に振幅減少をプロットし，軸索変性，ニューロパチー，脱髄の3つに分類しています Ⓐ〜Ⓒ．この図ではニューロパチーという用語は，脱髄か軸索変性か判断し難い場合を指します．F波測定Ⓓでは，最小F波潜時とF波出現率から分類しています．＊：20回刺激して少なくとも2回はF波が記録できないと脱髄であると疑えません．
（Tankisi H, et al. Clin Neurophysiol. 2005; 116: 1571-80[2)]を改変）

7-1 免疫性・炎症性ニューロパチー

1）Guillain-Barré 症候群（GBS）

　Guillain-Barré 症候群（GBS）は，急性の弛緩性四肢麻痺と髄液蛋白細胞乖離を特徴とする免疫介在性ニューロパチーです[4)]．典型例では，上気道炎や下

痢の1,2週後に四肢の筋力が低下します.急速に進行し,4週以内に極期に達して単相性の経過をたどります.急性下痢症の主要な起因菌 *Campylobacter jejuni* が先行感染の病原微生物の3割を占めます[5,6].比較的左右対称な弛緩性四肢麻痺,腱反射の減弱ないし消失を呈します.感覚障害は明らかでない例が多いようです.今日,GBS は,末梢神経の髄鞘が一次的に障害される acute inflammatory demyelinating polyneuropathy（AIDP）と軸索が一次的に障害される acute motor axonal neuropathy（AMAN）とに大別されます[1,4,7].欧米では AIDP が多く,本邦では AMAN が半数を占めます[4,7]. AIDP では,病原微生物が同定されないことが多いのですが,サイトメガロウイルス感染が確認されることもあります.AMAN の半数以上で,下痢が先行し,*C. jejuni* が便から分離されたり,血清学的に感染が証明されたりします.血漿交換療法が,重症化を防ぎ,罹病期間を短くし,後遺症が減ります[4].

2）慢性炎症性脱髄性多発ニューロパチー（chronic inflammatory demyelinating polyneuropathy; CIDP）

GBS とは異なり,感染症状は先行しません.四肢の筋力低下や異常感覚（しびれ）で発症して,症状が極期に達するまでに2カ月以上を要します.単相性の経過をとる型,再発・寛解を繰り返す型,緩徐に進行する例に分けられます[8].GBS とは異なり,脳神経麻痺,呼吸筋麻痺,自律神経障害をきたすことはまれです.障害は通常左右対称性で,深部腱反射は低下・消失します.病初期には非対称性の多発単ニューロパチーを呈することもあります.副腎皮質ステロイド薬,血漿交換,免疫グロブリン療法などの免疫療法が奏効する例が多く,末梢神経髄鞘に対する免疫性の機序が想定されていますが,詳細は明らかになっていません[8].発症・進展様式,治療への反応性もさまざまで,不均一な病因が混在しています.多発性硬化症とは異なり,自然経過の再発・寛解をとることはまれであり,多くは治療依存性の再発・寛解を呈します[8].

3）多巣性運動ニューロパチー（multifocal motor neuropathy；MMN）

多巣性運動ニューロパチー（MMN）は感覚障害を伴わない左右非対称性の上肢遠位筋優位の筋力低下と筋萎縮を主徴とする後天性のまれな慢性脱髄性末梢神経疾患です[8]．数カ月から数年の経過で緩徐に進行します．明確な感覚障害を伴わないため，しばしば筋萎縮性側索硬化症（ALS）との鑑別が問題となります．

7-2 脱髄の電気生理

NCS において脱髄を示唆する所見には，伝導速度の低下，遠位潜時（distal latency）の延長，F 波潜時の延長や F 波の消失，刺激閾値の増大などです（4 章-7 参照）[1,4,7-14]．しかし，軸索性ニューロパチーであっても，大径線維の脱落のためにある程度の伝導遅延がみられます．したがって，どの程度の伝導遅延から脱髄とみなすかという定義が重要となります．F 波の消失や出現率低下は，しばしば末梢神経近位部での伝導ブロック（conduction block）の所見と解釈され，診断基準でもそのように書かれています．しかし運動単位数の低下だけでも F 波の消失は起こり得ますので，ALS でもしばしばみられる所見です．

伝導ブロックと時間的分散（temporal dispersion）の増大は，一般に GBS・CIDP を診断するための最も重要な証拠となります[1,4,7-14]．同じ脱髄性ニューロパチーでも Charcot-Marie-Tooth 病ではこれらの所見はみられず，CIDP において特異的にみられる点も診断に有用な理由です[15]．しかし，伝導ブロックや時間的分散は，まれに脱髄以外でもみられる点に注意が必要です．軸索型 GBS でも伝導ブロックがみられることはよく知られています．また，時間的分散は再髄鞘化された線維でもみられる所見であり，軸索が損傷後に再生した線維でもみられる所見です．これら，脱髄の電気診断，とりわけ伝導ブロックの診断については様々な落とし穴が存在します[1]．列挙すると，健常者でもみられうる近位での振幅・面積低下（特に脛骨神経），時間的分散の増大で起こりうる近位での振幅・面積低下，刺激不足，Martin-Gruber 吻合など

の神経走行の変異，刺激の波及などです．真の伝導ブロックならば必ず筋力と並行します．特に，脱髄性ニューロパチーや前述の再生線維においては刺激閾値の著明な増大がみられるので，刺激不足が起こりやすく，このために伝導ブロックと誤診することが容易に起こるので注意が必要です．

7-3 脱髄の電気生理学的分類

電気生理学的診断基準を基にした AIDP, CIDP, MMN の特徴について述べます[1,4,9-14]．

1）GBS

GBS の病態は，髄鞘が主たる障害部位である「脱髄型（AIDP）」と神経軸索自体が障害される「軸索型（AMAN）」に分けて考えることができます．これは，本来病理学的検討から提唱された概念でしたが，NCS 所見によっても GBS を 2 つの病理に対応したサブタイプに分類することができます 表1[5,6,16]．

AIDP の伝導障害の特徴は，神経終末部，生理的絞扼部および神経根に集中する傾向のある脱髄所見です．これらの部位においては，神経・血液関門が脆弱または欠損しているためと説明されており，それが AIDP の特徴的な電気生理学的所見のパターンを作り出しています．遠位潜時の延長は神経終末部の脱髄を反映し，AIDP では必須の所見です．遠位潜時の延長は常に尺骨神経よりも正中神経の方が大きくなります．遠位潜時の延長は病初期（発症 7 日未満）よりも，回復期（発症後 3〜7 週）で最大になります．神経中間部の脱髄を表す MCV の低下は，病初期の CMAP が比較的保たれている状態では，はっきりしません．進行期から回復期に CMAP が低下し，時間的分散が強くなった時期にみられます．伝導ブロックは尺骨神経肘部でよくみられます．病初期の F 波は近位部の伝導ブロックを反映して，出現率が低下することが多く，時に消失します．AIDP では，SCV の異常も高率にみられ，正中・尺骨神経の方が腓腹神経に比べて障害されやすく，"Abnormal median and normal sural sensory response" ないし "sural sparing pattern" と

表1 HoらによるAIDPとAMANの電気診断基準（Ho TW, et al. Brain. 1995; 118: 597-605[5]）

AIDP: 下記のいずれか1つを2神経以上で満たす． ・MCV＜90% LLN（dCMAP＞50% LLN），または85% LLN（dCMAP＜50% LLN） ・DML＞110% ULN（dCMAP＞LLN），または＞120% LLN（dCMAP＜LLN） ・確実な時間的分散 ・F波最短潜時＞120% ULN **AMAN**: 上記診断基準を満たさず，dCMAP＜80% LLN
**Haddenらの基準では，脱髄の項目に伝導ブロック（pCMAP/dCMAP＜0.5かつdCMAP≧20% LLN）を含む[15]． *AMSAN．AMANの診断基準を満たした上で，SNAP＜50% LLN[6]
AIDP．acute inflammatory demyelinating polyneuropathy; AMAN．acute motor axonal neuropathy; AMSAN．acute motor and sensory axonal neuropathy; DML．distal motor latency; MCV．motor conduction velocity; LLN．lower limit of normal; dCMAP．distal compound action potential; pCMAP．proximal CMAP; ULN．upper limit of normal; SNAP．sensory nerve action potential

呼ばれています[7]．

　AMANは，脱髄所見なしにCMAP振幅が低下するものとされています．しかし，病初期には一過性の伝導遅延や伝導ブロックを神経終末部や生理的絞扼部に生じることが注目されています．したがって，AIDPなのかAMANなのかは，複数回の神経伝導検査による経時的変化を観察することが重要です．

2）CIDP

　CIDPにおいても，脱髄の存在が電気診断の決め手となります．いくつかの診断基準が提唱されましたが，今日では，European Federation of Neurological Societies/Peripheral Nerve Society（EFNS/PNS）の診断基準が最も広く用いられています**表2**[9]．その電気生理学的基準部分は，遠位潜時の延長，伝導ブロック，F波潜時の延長またはF波消失，伝導ブロック，時間的分散，

表2 CIDPの電気診断基準（EFNS/PNS診療ガイドラインを基に作成）

（「慢性炎症性脱髄性多発根ニューロパチー，多巣性運動ニューロパチー診療ガイドライン」作成委員会，編．慢性炎症性脱髄性多発根ニューロパチー，多巣性運動ニューロパチー診療ガイドライン 2013．東京：南江堂；2013[8]）

1．definite：以下のうち1項目を満たす
- ⓐ 2神経以上で遠位潜時が正常上限値の50%以上延長
- ⓑ 2神経以上で運動神経伝導速度が正常下限値の70%以下に低下
- ⓒ 2神経以上でF波潜時が正常上限値の20%以上延長（複合筋活動電位振幅が正常下限値の20%以下の場合には50%以上の延長）
- ⓓ 2神経以上でF波の消失（複合筋活動電位振幅が正常下限値の20%以上）
- ⓔ 伝導ブロック：2神経以上遠位部と近位部刺激間で複合筋活動電位振幅が50%以上低下（複合筋活動電位振幅正常下限値の20%以上）または1神経で伝導ブロックがみられ，他の脱髄性異常が1神経異常でみられる
- ⓕ 異常な時間的分散：2神経以上で遠位部と近位部刺激間で30%以上の複合筋活動電位持続時間延長
- ⓖ 遠位部刺激複合筋活動電位の持続時間延長を1神経以上で満たすのに加え，ⓐ〜ⓕいずれか1項目以上1神経以上で満たす

2．probable：
脛骨神経以外の複合筋活動電位振幅が正常下限値の20%以上である2神経で，遠位部と近位部刺激間で30%以上の振幅低下，あるいは1神経でこの基準を満たしかつ上記のⓐ〜ⓖのいずれか1項目を満たす

3．possible：definiteの基準を1神経のみで満たす

遠位CMAP持続時間延長について，それぞれ基準が示されています．しかし，その内容はアメリカ神経学会（AAN）の診断基準[10]に比べると振幅低下の考慮はされておらず，全体に大雑把な基準です．伝導ブロックに関してもAANのそれに比べると非常に単純化されています．しかし，従来のAAN基準などと感度特異度などを比較した多施設共同研究ではEFNS/PNS基準が優れていることが示されています[17]．

CIDPは臨床症候からいくつかのサブタイプに分けられます．障害分布からは，四肢の遠位筋および近位筋にほぼ対照的な筋力低下と感覚障害を呈する典型型（typical CIDP），遠位筋限局ないし遠位優位の障害を示す distal acquired demyelinating symmetric neuropathy（DADS），非対称な多発単

ニューロパチーの表現型を呈する運動感覚性ニューロパチーである multifocal acquired demyelinating sensory and motor neuropathy（MADSAM）に分けられます[7]．また，症候からは通常の運動感覚型の他，純粋運動型，純粋感覚型なども考えられます．特に前者の分布型の各表現型で電気生理学的所見も異なるのかどうかは注目される点ですが，この点については十分検討されていません．CIDP の病変好発部位として，神経・血液関門を欠く神経根部，神経終末部があげられています．後者を評価するものとして，EFNS/PNS 基準にも取り入れられた遠位 CMAP 持続時間があり，有用なパラメータと考えられます．

3）MMN

MMN の脱髄病変の分布様式は MADSAM に類似し，神経・血液関門の機能する運動神経の神経幹中間部に多巣性に分布します．そのため，NCS 所見の特徴は多巣性の伝導ブロックです．病変分布には神経差が存在し，伝導ブロックの検出頻度が高い順に，尺骨（80％），正中（77％），橈骨（41％），脛骨（14％）神経であるとされています[14]．しかし，伝導ブロックが検出できない症例も存在します．それは，ルーチン検査では検査できない神経や，腕神経叢・膝より近位部にある伝導ブロックなどが原因となり症状が出現しているためであると考えられます．伝導ブロック検出の技術的限界が MMN の診断を非常に難しくしている要因の一つです．SCV 所見は典型的には正常です．MMN の診断には，筋力低下のある部位を支配する神経の近位部まで検査を行うことが肝要です．腕神経叢は MMN の伝導ブロックの好発部位とされていますが，皮膚上から神経までの距離が遠く，最大上刺激の担保に特に留意しなければなりません．

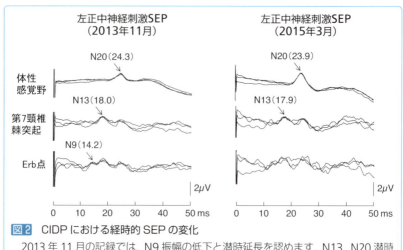

図2 CIDPにおける経時的SEPの変化

2013年11月の記録では，N9振幅の低下と潜時延長を認めます．N13, N20潜時も延長していますが，中枢感覚伝導時間（N13-N20）は正常範囲であり，末梢神経異常を示唆します．2015年3月の記録では，N9が消失していますが，N13, N20は前回同様，延長して記録されます（飛松原図）．

7-4 画像検査[7,13]

1) MRI

MRIによる馬尾，神経根，神経叢などの神経近位部が腫大や肥厚，造影効果の出現は，CIDP診断の有用な補助検査になります．

2) 神経超音波検査

近年，様々なニューロパチーに対する神経超音波の報告が蓄積されつつあります．CIDPでは，MRIと同様に神経の腫脹が観察されることが報告されています．

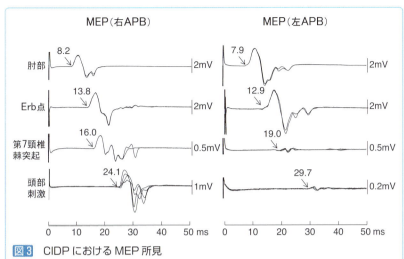

図3 CIDP における MEP 所見
　短母指外転筋（APB）を被検筋として，8の字コイルで正中神経肘部，腕神経叢（Erb点），神経根（C7），頭部運動野を磁気刺激しました．右側では，肘部，Erb刺激によるMEPの潜時は正常ですが，C7と頭部刺激のMEP潜時の延長を認めます．この時，中枢運動伝導時間（CMCT）は正常なので，神経根での障害が示唆されます．一方，左側では，C7刺激によるMEP振幅が著明に低下し，その潜時も著明に延長しています．また，頭部刺激のMEPも低振幅化し，潜時も著明に延長していますが，CMCTは正常です．これらの所見は，中枢障害はなく神経根での障害を示唆します．本例では，F波出現率も低下しており，MEP所見と一致していました（飛松原図）．

7-5 体性感覚誘発電位と運動誘発電位

　体性感覚誘発電位（somatosensory evoked potentials；SEP）と磁気刺激による運動誘発電位（motor evoked potentials；MEP）はこれらの脱髄性ニューロパチーの補助診断や治療反応性の指標として時に有用なことがあります．SEPとMEPの記録やその解釈に関しては，6章を参考にしてください．

　通常のSCVでは，神経根に近い近位部末梢神経の検査はできませんし，後根神経節よりも近位に脱髄が生じても，末梢感覚神経活動電位は何ら異常

をきたしません．SEPは末梢から大脳皮質一次感覚野までに至る感覚神経伝導機能が評価できます．SEPを用いれば，中枢神経に異常がないと考えられる場合，末梢神経での感覚伝導遅延による所見と診断できます図2．また，SNAPが導出できない場合でも，SEPでは皮質電位が記録できることがしばしばあります図2．その場合には，皮質電位の変化を経時的に行うことにより，治療効果の判定が可能となります[18,19]．

運動神経近位部の伝導ブロック検出のためには，電気刺激だけでなく，MEPを用いた神経根の病変部位の検出が試みられています図3．磁気刺激は痛みを伴わないため，使い易いのですが，磁気刺激装置の出力（強度）に制限があります．したがって，得られたM波が最大上刺激になっているかどうかの問題があります．この限界を知っておけば，補助診断に使っても支障ないと判断されます[18,20]．

●文献
1. 小川 剛，園生雅弘．GBSとCIDP──診療 New Standards──病態と検査のポイント病態生理と電気生理検査．Clin Neurosci. 2014; 32: 264-70.
2. Tankisi H, Pugdhal K, Fuglsang-Frederiksen A, et al. Pathophysiology inferred from electrodiagnositc nerve tests and classification of polyneuropathies. Suggested guidelines. Clin Neurophysiol. 2005; 116: 1571-80.
3. Fuglsang-Frederiksen A, Pugdhal K. Current status on electrodiagnositc standards and guidelines in neuromuscular disorders. Clin Neurophysiol. 2011; 122: 440-55.
4. 「ギラン・バレー症候群，フィッシャー症候群診療ガイドライン2013」作成委員会．編．ギラン・バレー症候群，フィッシャー症候群診療ガイドライン2013．東京：南江堂; 2013.
5. Ho TW, Mishu B, Li CY, et al. Guillain-Barré syndrome in northern China Relationship to *Campylobacter jejuni* infection and anti-glycolipid antibodies. Brain. 1995; 118: 597-605.
6. Rees JH, Gregson NA, Hyghes RAC. Anti-ganglioside GM_1 antibodies in Guillain-Barré syndrome and their relationship to *Campylobacter jejuni* infection. Ann Neuorol. 1995; 38: 809-16.
7. 国分則人，桑原 聡．Guillain-Barré症候群の電気診断．臨床神経生理学．2013; 41: 103-11.
8. 「慢性炎症性脱髄性多発根ニューロパチー，多巣性運動ニューロパチー診療ガイド

ライン」作成委員会，編. 慢性炎症性脱髄性多発根ニューロパチー，多巣性運動ニューロパチー診療ガイドライン 2013. 東京: 南江堂; 2013.
9. European Federation of Neurological Societies/Peripheral Nerve Society Guideline on management of chronic inflammatory demyelinating polyradiculoneuropathy: report of a joint task force of the European Federation of Neurological Societies and the Peripheral Nerve Society-1st revision. J Peripher Nerv Syst. 2010; 15: 1-9.
10. Research criteria for diagnosis of chronic inflammatory demyelinating polyneuropathy (CIDP). Report from an Ad Hoc Subcommittee of the American Academy of Neurology AIDS Task Force. Neurology. 1991; 41: 617-8.
11. Bromberg MB. Review of the evolution of electrodiagnostic criteria for chronic inflammatory demyelinating polyradiculoneuropathy. Muscle Nerve. 2011; 43: 780-94.
12. van Den Berg PKY, Pieret F. Electrodiagnostic criteria for acute and chronic inflammatory demyelinating polyradiculoneuropathy. Muscle Nerve. 2004; 29: 565-74.
13. 鈴木千恵子，馬場正之. CIDP の検査・診断・鑑別診断. 日本臨牀. 2015; 73 (増刊号 7): 408-13.
14. 三澤園子，桑原 聡. 慢性炎症性脱髄性多発ニューロパチー・多巣性運動ニューロパチー. 臨床神経生理学. 2013; 41: 112-7.
15. Lewis RA, Sumner AJ. The electrodiagnostic distinctions between chronic familial and acquired demyelinative neuropathies. Neurology. 1982; 32: 592-6.
16. Hadden RDM, Cornblath DR, Hughes RAC, et al. Electrophysiological classification of Guillain-Barré syndrome, Clinical associations and outcome. Ann Neuorol. 1998; 44: 780-8.
17. Rajabally YA, Nicolas G, Pieret F, et al. Validity of diagnostic criteria for chronic inflammatory demyelinating polyneuropathy, a multicentre European study. J Neurol Neurosurg Psychiatry. 2009; 80: 1364-8.
18. Pineda AAM, Ogata K, Osoegawa M, et al. A distinct subgroup of chronic demyelinating polyneuropathy with CNS demyelination and a favorable response to immunotherapy. J Neurol Sci. 2007; 255: 1-7.
19. Yiannikas C, Vucic S. Utility of somatosensory evoked potentials in chronic acquired demyelinating neuropathy. Muscle Nerve. 2008; 38: 1447-54.
20. Inaba A, Yokota T, Saito Y, et al. Proximal motor conduction evaluated by transcranial magnetic stimulation in acquired demyelinating neuropathies. Clin Neurophysiol. 2001; 112: 1936-45.

8章 運動ニューロン疾患

　運動ニューロン疾患（MND）は，下位運動ニューロン（lower motor neuron；LMN）が主に障害される脊髄性筋萎縮症（spinal muscular atrophy），上位運動ニューロン（upper motor neuron；UMN）が主に障害される原発性側索硬化症（primary lateral sclerosis），UMNとLMNが障害される筋萎縮性側索硬化症（amyotrophic lateral sclerosis；ALS）に大別されます．本章ではALSを取り上げます．

　ALSは，主に中年以降に発症し，UMNとLMNが選択的にかつ進行性に変性・消失していく原因不明の疾患です[1-3]．症状は，筋萎縮と筋力低下が主体で，進行すると上肢の機能障害，歩行障害，構音障害，嚥下障害，呼吸障害などが生じます．一般に感覚障害や排尿障害，眼球運動障害はみられませんが，人工呼吸器による長期生存例などでは，認められることもあります．

ポイント

- ✓ ALSは，上位・下位運動ニューロン（UMN/LMN）が選択的かつ進行性に変性・消失していく原因不明の疾患です．
- ✓ 診断には，UMN徴候（深部腱反射亢進，痙縮，病的反射）とLMN徴候（筋萎縮，筋力低下，線維束性収縮）が多髄節にわたって認められることが必須です．
- ✓ 補助診断として，LMN徴候を示唆する針筋電図所見が重要です．
- ✓ UMN徴候の客観的評価として運動誘発電位の有用性を述べました．

8-1 筋萎縮性側索硬化症（amyotrophic lateral sclerosis；ALS）の症状

　UMN障害の症候として，痙縮，深部腱反射亢進，手指の巧緻運動障害，病的反射の出現がみられ，LMN障害の症候として，筋力低下，筋萎縮，筋弛緩，線維束性収縮が認められます．発語，嚥下に関与する筋を支配する運動ニューロンが障害されると，構音障害，嚥下障害をきたし，呼吸筋を支配す

る運動ニューロンが障害されると呼吸障害を起こします．病初期にはLMN障害，もしくはUMN障害のみが前景となることがありますが，最終的にはUMNとLMNが共に障害されます．ただし，LMN症候が強い場合には，UMN症候がマスクされる傾向があります．初期には短母指外転筋と第一背側骨間筋の萎縮が認められるが，小指球筋は保たれる解離性小手筋萎縮（split hand）が認められます[4]．

ALSは発症様式により，①上肢の筋萎縮と筋力低下が主体で，下肢は痙縮を示す上肢型（普通型），②言語障害，嚥下障害など球症状が主体となる球型（進行性球麻痺），③下肢から発症し，下肢の腱反射低下・消失が早期からみられ，LMNの障害が前面に出る下肢型（偽多発神経炎型），の3型に分けられることがあります．これ以外にも呼吸筋麻痺が初期から前景となる例や，体幹筋障害が主体となる例，認知症を伴う例などもあり多様性がみられます[2]．最近の報告ではALSの約2割に認知症が合併し，その割合は病期の進行に伴い増加するとされています．特に前頭葉機能の低下（行動異常や意欲の低下，言語機能の低下）が前景に立ちます．

8-2 ALSの診断基準

UMNおよびLMN徴候が広汎に認められるALSの進行期には診断は比較的容易ですが，臨床症候が特定の領域に限局した早期における診断が臨床的には重要です．補助検査を含めたALSの診断過程の概要を理解しておく必要があります．ALSの診断には，①UMN徴候（深部腱反射亢進，痙縮，病的反射）とLMN徴候（筋萎縮，筋力低下，線維束性収縮）が多髄節にわたって認められること，②症状が進行性であり，かつ初発部位から他部位への進展がみられること，③類似の症状をきたす疾患の鑑別（除外診断）が必要です．表1にALS診断における必須事項をまとめました[4]．ALSにはUMNおよびLMN障害の両者が認められることが必須事項ですが，臨床現場においては両者が揃わない症例を診ることもまれではありません．

多髄節にわたる広汎な運動ニューロン障害としては，身体の運動支配領域を脳幹，頸髄，胸髄，腰仙髄の4領域に分けて，2領域以上においてUMN・

表1 ALS診断における必須事項（Brooks BR, et al. Amyotroph Lateral Scler Other Motor Neuron Disord. 2000; 1: 293-9[4]）

A. 下記が存在する
1. 下位運動ニューロン障害を示す臨床的あるいは電気生理学的所見
2. 上位運動ニューロン障害を示す臨床的所見
3. 症状の進行と初発部位から他部位への進展

B. 下記が存在しない：除外診断
1. 臨床症状（上位・下位運動ニューロン障害）を説明できる他疾患を示す電気生理学的あるいは病理学的所見
2. 臨床所見，電気生理学的異常を説明できる神経画像所見

　LMN障害を示す所見がみられれば，局所病変では説明できない病変の拡がりが示唆されます．LMN障害については，臨床的に障害のない筋において針筋電図で脱神経所見があれば障害ありと判定されます．3領域以上のUMN・LMN障害，進行性経過，除外診断のすべてを満たすものは診断確実例と判断されます．しかし，より早期にALSを診断して治療的介入を行うためには，病態が完成する以前の段階で診断を行うことが必要です．改訂El Escorial基準（R-EEC，2000年）[4]，Awaji基準（2008年，Awajiアルゴリズム）[5]によるいずれの診断基準でもALSの確定診断は，UMN・LMN障害を示す臨床的，電気生理学的，神経病理学的検査において進行性の所見があり，かつ他疾患に起因するUMN・LMN障害を説明しうる神経画像，電気生理学的，病理学的根拠の欠如が必要であるとしています．Awaji診断基準[5]を用いるとprobable以上の診断感度は，改訂El Escorial基準より改善するとの報告が多いようです[1-3,6]．

　除外診断として運動ニューロン障害をきたす種々の鑑別疾患の他に除外規定として感覚障害，括約筋障害，自律神経障害，視覚障害，錐体外路症状，アルツハイマー型認知機能障害が挙げられます．

8-3 ALSにおける電気生理学的検査の意義

　電気生理学的検査には，萎縮の目立たない筋におけるLMN障害を検出す

表2 Awaji 基準(Awaji 提言を取り入れた改訂 El Escorial 診断基準, de Carvalho M, et al. Clin Neurophysiol. 2008; 119: 497-503[5])

診断グレード

Definite
- 脳幹と脊髄 2 領域における上位・下位運動ニューロン障害の臨床徴候あるいは電気生理学的異常
- または,脊髄 2 領域における上位・下位運動ニューロン障害の臨床徴候あるいは電気生理学的異常

Probable
- 2 領域における上位・下位運動ニューロン障害の臨床徴候あるいは電気生理学的異常,かつ下位運動ニューロン徴候より頭側の領域に上位運動ニューロン徴候

Possible
- 1 領域における上位・下位運動ニューロン障害の臨床徴候あるいは電気生理学的異常
- または,2 領域以上の上位運動ニューロン徴候のみ
- または,1 領域の上位運動ニューロン徴候とそれより頭側の下位運動ニューロン徴候

る筋電図による積極的診断と,脱髄性ニューロパチーや感覚神経障害の有無を検索する神経伝導検査による除外診断があります[5,7,8].

1) 針筋電図検査 (3 章参照)

ALS における LMN 障害を示すためには,急性および慢性脱神経所見の両者が認められなければなりません.急性脱神経所見として,安静時の針刺入時における線維束自発電位 (fasciculation potential),線維自発電位 (fibrillation potential),陽性鋭波 (positive sharp wave) があります.慢性脱神経所見としては,随意収縮時の運動単位の振幅増大 (giant MUP),多相化・持続時間延長,運動単位発射頻度の増加・リクルートメントの低下が挙げられます.頸髄領域 (上肢),腰仙髄領域 (下肢) においては末梢神経支配の異なる 2 筋での検索が必要です.脳神経領域ではよく舌の筋電図が行われますが,安静がとれないために急性脱神経の判断ができないことがしばしば起こります.そのため,舌萎縮の臨床的観察がより重要です.胸髄領域では Th7 あるいは Th10 の傍脊柱筋で筋電図が行われます.

表3 Awaji Criteria 神経伝導検査（de Carvalho M, et al. Clin Neurophysiol. 2008; 119: 497-503[5]）

① 感覚神経伝導検査は正常（SNAP 振幅と神経伝導速度）．ただし圧迫性ニューロパチーや合併するニューロパチーがある場合はこの限りではなく，軽度の異常所見は認められる．
② 病的反射など明らかな上位運動ニューロン障害が臨床所見で認められれば針筋電図基準へと進む．深部腱反射の若干の亢進のみの場合はこれに当てはまらない．
③ 運動神経伝導速度が正常下限の75％以上であり，F波最短潜時が正常上限の130％以下であること．
④ 遠位潜時と遠位刺激による運動誘発電位（CMAP）陰性成分の持続時間が正常上限の150％以下であること．
⑤ 伝導ブロック（CB）や病的な時間的分散を認めないこと．CB は以下の通りに定義される．
　　遠位刺激にて基線から陰性成分頂点までの CMAP 振幅が 1 mV ある条件で，遠位刺激と近位部刺激による陰性 CMAP 面積比が 50％以下であること，かつ陰性成分の CMAP 持続時間が遠位刺激に比べ近位部刺激で 30％以上延長していないこと．

2）神経伝導検査（4章参照，表3）

　ALS の神経伝導検査でみられる所見は，CMAP の振幅低下，F波出現率低下であり，脱髄基準を満たす伝導遅延・伝導ブロック所見は認められません．神経伝導検査で脱髄性ニューロパチー（多巣性運動ニューロパチー，慢性炎症性脱髄性多発根ニューロパチー）を除外することは重要です．ALS では，感覚神経伝導（伝導速度，SNAP）は正常です．

3）中枢神経磁気刺激による運動誘発電位（MEP）

　臨床的に明らかな UMN 徴候が認められない場合に有用なことがあります．現状では，磁気刺激装置の普及度は筋電計に比べて十分とはいえないために必須検査とはなりません．しかし，診断感度を高めるためのオプションとして位置づけられます．6章-7で MEP の記録法やその解釈に関しては，簡単に述べました．ここでは，ALS 研究でよく用いられている検査法について，その意義や解釈をまとめます[9-13]．

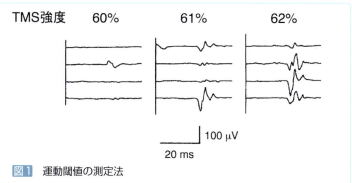

図1 運動閾値の測定法
　被験筋の安静を保ち，50 μV 以上の MEP が得られる最小の刺激強度を求めます．
(Pascual-Leone A, et al. J Clin Neurophysiol. 1998; 15: 333-43[9])を一部改変)

a) 運動閾値 (motor threshold)

　MEP における運動閾値は，被験筋の安静時に 50 μV 以上の振幅が 10 試行中 50% 以上で記録される磁気刺激装置の最小刺激強度と定義されます図1[9-13]．運動閾値は UMN の膜の興奮性の指標とされており，非 NMDA グルタミン酸作動薬で減弱します．しかし，GABA や NMDA 作動薬には影響されません．病初期には閾値が正常もしくは低下していても，病状が進行するにつれ閾値が上昇します．また，筋萎縮が軽く，深部腱反射亢進や線維束自発電位がみられる症例で運動閾値が上昇します．

b) 中枢運動伝導時間 (central motor conduction time; CMCT)

　上肢の場合，手の運動野と下部頸髄の 2 カ所を刺激して，MEP を記録します図2．その立ち上がり潜時の差を CMCT と呼びます．脊髄刺激では興奮部位は前角細胞ではなく椎間孔付近の脊髄神経根です．そのため，CMCT は運動野から脊髄前角までの錐体路の伝導時間のみを反映していませんが，臨床的には最も伝導速度の速い皮質脊髄路の伝導時間を反映しているとみなしても差し支えありません．正確に CMCT を求めるには末梢神経電気刺激による F 波潜時を測定し，末梢伝導時間 (ms) ((F 波潜時＋M 波遠位潜時) － 1)/2) を求め (－1 はシナプス伝達時間)，運動野刺激の MEP 立ち上がり潜

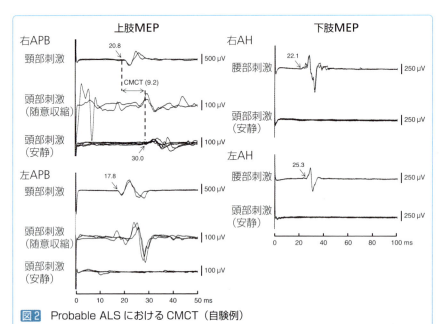

図2 Probable ALS における CMCT（自験例）

　上肢の被験筋は短母指外転筋（APB），下肢は母趾外転筋（AH）です．記録法の詳細は筆者らの論文（Tobimatsu S, et al. J Neurol. 1998; 245: 256-61[14]）を参照してください．右上肢では，頸部刺激と頭部刺激の MEP 潜時が延長していますが，CMCT は正常です．LMN 障害はありますが，UMN 障害は指摘できません．左上肢では，頸部刺激 MEP 潜時が延長し，頭部刺激の MEP は誘発されません．本例では正中神経刺激での F 波出現率が低下していたので，これは，脊髄前角細胞障害と判断されます．下肢では，腰部神経根刺激の MEP は正常ですが，頭部刺激の MEP は誘発されません．後脛骨神経の F 波は正常に誘発されたので，錐体路（UMN）障害が示唆されます．

時から末梢伝導時間を引くと計算できます．F 波の出現が不良なときは，UMN より LMN 障害と判断されますので，必ず F 波出現率やその潜時も評価してください．ALS では CMCT の延長や運動野刺激による MEP 反応の消失がみられます．

　　c）皮質性サイレントピリオド（silent period；SP）

　被験者に随意収縮をさせて大脳運動野刺激をしたときに，MEP が生じた直後から筋活動電位が抑制される時間（約 120 ms）が生じます図3．これを皮質性サイレントピリオド（silent period；SP）といい，脊髄・皮質両方の抑

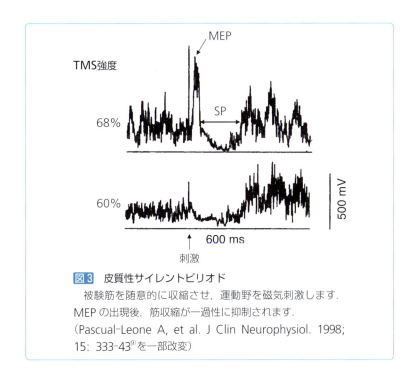

図3 皮質性サイレントピリオド
被験筋を随意的に収縮させ，運動野を磁気刺激します．
MEPの出現後，筋収縮が一過性に抑制されます．
(Pascual-Leone A, et al. J Clin Neurophysiol. 1998; 15: 333-43[9]を一部改変)

制機構を調べるための検査法になります．特に後半部は，大脳皮質起源のものと考えられています図3．SPは刺激強度に依存するので，運動閾値より120〜150％上の刺激が用いられます．ALSでは，SPが短縮されることが報告されています．

d）2連発刺激法による皮質内抑制機構（short-interval intracortical inhibition；SICI）

2連発磁気刺激装置を用いて，運動野を運動閾値以下の条件刺激（70〜90％）と運動閾値以上（約1mVの振幅）の試験刺激の2連発刺激をした時の波形と，運動閾値以上の単発刺激した時の波形を比べることにより，条件刺激による運動野におきた変化を検査する方法です．2連発の刺激間隔が1〜5msでMEP反応が減少します．これは大脳皮質内の抑制を反映しているといわれ，GABAが関与していることが知られています図4．ALSではこの抑制が減弱します．

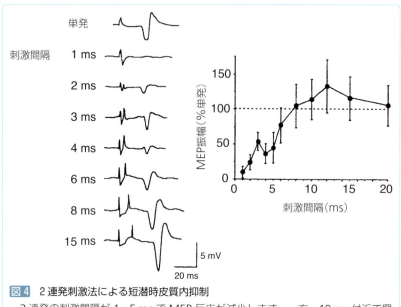

図4 2連発刺激法による短潜時皮質内抑制
2連発の刺激間隔が1〜5 ms で MEP 反応が減少します．一方，10 ms 付近で興奮性の増大がみられます．
(Pascual-Leone A, et al. J Clin Neurophysiol. 1998; 15: 333-43[9])を一部改変)

●文献
1. 「筋萎縮性側索硬化症診療ガイドライン」作成委員会，編．筋萎縮性側索硬化症診療ガイドライン 2013．東京：南江堂；2013.
2. Al-Chalabi A, Hardiman O, Kiernan MC, et al. Amyotrophic lateral sclerosis: moving towards a new classification system. Lancet Neurol. 2016; 15: 1182-94.
3. Kiernan MC, Vucic S, Cheah BC, et al. Amyotrophic lateral sclerosis. Lancet. 2011; 377: 942-55.
4. Brooks BR, Miller RG, Swash M, et al. EL Escorial revisited, revised criteria for the diagnosis of amyotrophic lateral sclerosis. Amyotroph Lateral Scler Other Motor Neuron Disord. 2000; 1: 293-9.
5. de Carvalho M, Dengler R, Eisen A, et al. Electrodiagnostic criteria for diagnosis of ALS. Clin Neurophysiol. 2008; 119: 497-503.
6. Schrooten M, Smetcoren C, Robberecht W, et al. Benefit of the Awaji diagnostic algorithm for amyotrophic lateral sclerosis. A prospective study.

Ann Neurol. 2011; 70: 79-83.
7. 幸原伸夫. 孤発性 ALS 古典型. ALS の電気診断. Clin Neurosci. 2008; 26: 270-3.
8. 園生雅弘. ALS の早期診断: 電気生理学的診断. Clin Neurosci. 2011; 29: 1048-50.
9. Pascual-Leone A, Tormos JM, Keenan J, et al. Study and modulation of human cortical excitability with transcranial magnetic stimulation. J Clin Neurophysiol. 1998; 15: 333-43.
10. Eisen A, Weber M. The motor cortex and amyotrophic lateral sclerosis. Muscle Nerve. 2001; 24: 564-73.
11. Chen R, Cros D, Curra A, et al. The clinical diagnostic utility of transcranial magnetic stimulation: report of an IFCN committee. Clin Neurophysiol. 2008; 119: 504-32.
12. Vucic S, Kiernan MC. Utility of magnetic stimulation in delineating amyotrophic lateral sclerosis pathophysiology. In. Lozano AN and Hallett M, editor, Handbook of Clinical Neurophysiology. Brain Stimulation. 2013; 116: 561-75.
13. Huynh W, Simon NG, Grosskreutz J, et al. Assessment of the upper motor neuron in amyotrophic lateral sclerosis. Clin Neurophysiol. 2016; 127: 2643-60.
14. Tobimatsu S, Sun S-J, Fukui R, et al. Effects of sex, height and age on motor evoked potentials with magnetic stimulation. J Neurol. 1998; 245: 256-61.

9章 中枢神経系の慢性炎症性脱髄疾患

　多発性硬化症（multiple sclerosis；MS）は，若年成人に発症する中枢神経系の慢性炎症性脱髄疾患であり，時間的・空間的に病変が多発するのが特徴です[1-4]．通常，詳細な病歴聴取や経時的な神経学的診察により時間的・空間的な病変の多発性を証明し，他の疾患を否定することで診断が確定します．しかしMRIを撮像すると，実際には症状を出した病巣の何倍もの数の炎症性脱髄病巣が中枢神経組織に出現していることが知られています．この点を踏まえて改訂されたMcDonald診断基準（2010年版）では，MRI所見が重視され，さらに造影MRIを用いることで1回の検査でもMSの診断が可能なほどに簡便で有用なものとなっています[5]．ただし，本診断基準は，脱髄疾患であることがほぼ確実な症例について，なるべく早期にMSとしての確定診断を行なうために作成されたものです．そのため，十分に他疾患を除外する作業が不可欠であることは，従来と変わりがありません．ところで，主として視神経と脊髄に由来する症候を呈する患者は，従来，視神経脊髄型MS（opticospinal MS；OSMS）と呼ばれていましたが，その中には視神経脊髄炎（neuromyelitis optica；NMO）の病態を有する患者が含まれています．NMOは，元来，視神経と脊髄を比較的短期間に強く障害する炎症性の病態を背景にした，再発しない疾患として知られていましたが，近年再発性の病態が一般的であることが明らかにされ，血清中に存在する抗アクアポリン4（AQP4）抗体の病態形成への関与が解明されつつあります[2,3,6]．また，MS患者の85％はClinically isolated syndrome（CIS）と呼ばれる最初は単一の臨床症状を呈します[7-9]．CIS患者の38〜68％は臨床的に確実なMSへ進展します．しかし，CISのすべての症例がMSへ進展するわけではありません．9-1から9-4まで本章で扱う疾患の特徴を簡単にまとめました．詳細はガイドラインや成書を参考にしてください[1-4]．

ポイント

- 中枢神経の脱髄性疾患である多発性硬化症（MS），AQP4抗体陽性の視神経脊髄炎（NMO），clinically isolated syndrome（CIS）の電気生理診断についてまとめました．
- MSの時間的，空間的な多発性病変を証明するには，MRIが最適ですが，画像に写らない潜在性病変の検出には誘発電位が勝っています．

- ✓ MSの補助診断としては，視覚誘発電位が有用です．
- ✓ 多モダリティー誘発電位の意義にも触れました．

9-1 多発性硬化症（multiple sclerosis；MS）

　MSに特異的な初発症状はありませんが，視力障害が比較的多く，球後視神経炎の20%位はMSに進展します．MSの視神経障害では視力の低下，視野の異常，特に視野の中心部が見えにくくなる中心暗点が特徴です．眼球運動時の痛みを訴えることもあります．MSの全経過中にみられる主たる症状は視力障害，複視，小脳失調，脳幹部症状，四肢の麻痺（単麻痺，対麻痺，片麻痺），感覚障害，膀胱直腸障害，歩行障害等であり，病変部位によって異なります．MSの病変は脳室周囲に接して好発し，MRIのT2強調画像やFLAIR画像でとらえることができますが，これらの病変は臨床症状を示さないこともあります．これに対し，テント下病変は小脳症状や脳幹部の症状を示すことが多く，小脳症状としては躯幹失調，四肢の運動失調，企図振戦を特徴とします．脳幹部の症状としては各種脳神経麻痺，眼球運動障害などが多く，内側縦束（MLF）症候群は診断的価値があります．脳脊髄液所見では，IgGオリゴクローナルバンドの出現もしくはIgGインデックス高値を認めます．

9-2 視神経脊髄型多発性硬化症（opticospinal MS；OSMS）

　主として視神経炎と脊髄病変に起因すると推定される症候（痙性対麻痺やレベルのある感覚障害・神経因性膀胱など）を呈するMSは，OSMSに分類され，日本人では比較的多く認められる病型です．OSMSという分類は，大脳や小脳・脳幹部の病変に由来する徴候を呈する通常型多発性硬化症（conventional MS；CMS）と対比して使用されます．OSMSはCMSと比較すると，再発頻度が高く，髄液の炎症所見が強く，神経障害度は高度です．免疫学的な背景も異なるといわれています．OSMSでは，1回の再発ごとに神経

学的障害を残し，ADL を低下させる可能性が高いこともよく知られています．臨床的には後述の AQP4 抗体陽性の NMO との鑑別が大事です．

9-3 視神経脊髄炎（neuromyelitis optica；NMO）

AQP4 抗体は NMO で発見された自己抗体ですが，病態での役割はまだ十分に解明されていません．また，NMO でも抗 AQP4 抗体陰性の場合もあり，抗 AQP4 抗体陽性者と NMO 患者は完全に重なり合っているわけではありません．圧倒的に女性に多いことが知られています．脊髄 MRI では急性期に 3 椎体以上の長さにわたって T2 高信号を呈する脊髄長大病変を認め，横断性脊髄炎を呈します．頭部 MRI では視床下部，中脳水道周囲，延髄背内側や第 3・第 4 脳室周囲に病変を認めることがあります．延髄の病変では難治性のしゃっくりや呼吸障害を起こすことがあります．また，NMO における視力障害では，未治療の場合，重篤になることが少なくありません．

9-4 Clinically isolated syndrome（CIS）

MS は臨床的に多様性がありますが，MS の 85％は視神経，脳幹または脊髄における CIS と称される最初は単一の脱髄性症状で発症します．CIS は MS と診断できる時間的な多相性が臨床的にも MRI 上も明らかでなく，MS 以外の疾患が適切な検査などで除外されていることが不可欠です．CIS は臨床的に単巣性病巣あるいは多巣性病巣のものがあり，MRI 上で無症候性病巣があるものとないものがあります．とくに初発の際に MRI で多発性病巣が認められた患者の多くは，CIS に続いて 2 回目の脱髄性症状を発症し，MS へと進展します．

9-5 ベッドサイドでの症候評価

1）視神経炎

　MSやNMOでは，初発症状として視神経炎がよくみられます．その特徴は視力低下，視野異常，中心フリッカー値低下，瞳孔対光反応障害（Marcus Gunn瞳孔），色覚異常，眼底異常（あり・なし），眼球運動時痛です．わが国の発生頻度は特発性の視神経炎が65％，多発性硬化症の視神経炎が25％，NMOが10％と推測されています．前眼部，眼球内に急性・亜急性の視機能障害を説明する異常所見がなく，瞳孔対光反応障害を確認することにより視神経炎が疑われます．眼底所見で視神経乳頭の浮腫や耳側蒼白（temporal pallor）があれば視神経炎を疑いますが，異常のないときは，球後視神経炎という診断になります．

2）小脳・脳幹症候

　小脳性の症候としては古くから，Charcotの三徴が知られています．これは眼振，企図振戦，断綴性言語の三症状です．脳幹部の症状としては，内側縦束（MLF）症候群（病側の内転障害と健側の外転時の眼振）は診断的価値があります．

3）発作性症状[10,11]

a）Lhermitte（レルミッテ）徴候

　頸髄が障害された場合には頸部を他動的に前屈させると肩から背中にかけて脊柱に沿って下方へ放散する電気ショック様の痛み（電撃痛）が走ります．これをレルミッテ徴候といいます．

b）有痛性強直性痙攣（painful tonic spasm）

　自動的あるいは他動的に手や足を曲げたりする刺激が発作を誘発し，痛みやしびれを伴って一側あるいは両側の下肢が強直発作を示すものです．脊髄障害の回復期にみられます．カルバマゼピンが有効です．

c）Uhthoff（ウートフ）徴候

体温の上昇に伴って神経症状が悪化し，体温の低下により元に戻るものです．例えば入浴や炎天下の外出により視力が一過性に悪化したり，四肢の筋力が低下したりすることが起こります．これは脱髄により神経伝導が低下している条件下で，体温上昇によりKチャネルが開いて伝導効率がさらに低下することに起因します．風呂やリハビリの部屋の温度はあまり高くしないよう推奨されています．

d）発作性瘙痒（paroxysmal itching）

その特徴として，髄節性の分布，入浴で誘発され，掻いても改善しないなどが報告されています．MRI所見と動物実験での検討より，脊髄後角の障害が痒み発現に関与すると推察されています．カルバマゼピンが有効です．

e）発作性構音障害・失調症（paroxysmal dysarthria and ataxia）

過呼吸や動作時などに急に構音障害や失調症が現れることがあります．

9-6 脱髄による伝導の遅延

MSには決定的な診断マーカーが存在しませんので，MS以外の病気の可能性が完全に否定されない限り，MSとは確定診断できません．誘発電位は，CTやMRIなどの画像診断では捉えられない上行性・下行性伝導路の機能をミリ秒（ms）単位で非侵襲的に検査できます[12,13]．

1）補助診断としての誘発電位

中枢神経脱髄疾患の補助診断として誘発電位は有用です．パターン反転刺激による視覚誘発電位（visual evoked potentials；VEP），末梢神経電気刺激による体性感覚誘発電位（somatosensory evoked potentials；SEP），クリック音刺激による聴性脳幹反応（auditory brainstem responses；ABR），磁気刺激による運動誘発電位（motor evoked potentials；MEP）が検査としてよく使われています（6章参照）．MSではVEPが補助診断項目として挙げられていますが[1]，NMO[6]やCIS[7]の診断基準には誘発電位所見は含まれていません．

誘発電位は脳波の振幅に比べて非常に小さいため（数 μV 以下），誘発脳波計により加算平均法を用いて記録します．得られた波形の再現性を確認するため 2 回以上検査を行います．波形の評価パラメータは，主成分の潜時と振幅および頂点間潜時と頂点間振幅です．振幅は個人差が大きく，反応が消失するか左右差が 50% 以上あるときに異常と判定します．潜時は正規分布するので平均潜時に 2 標準偏差（SD）もしくは 3 SD を加えた値を正常上限とします．脱髄性疾患では潜時の著明な延長と反応の消失がみられます．なお，中枢神経の脱髄では，インパルスの伝導に時間的分散（temporal dispersion）が起こり，加算平均すると波形が消失することがあります．波形の消失が機能欠落を意味することは必ずしもありません．臨床的に明らかな症候の確認のためや無症候性病変（subclinical lesion）の検出に使われますが，後者の検出が MS には大事です．

2）各誘発電位の特徴（詳細は 6 章参照）

a）ABR

　ABR は MS の補助診断に有用ではないことがわかっています[14]．本章では割愛します．

b）VEP

　VEP は，白黒の格子縞パターン（checkerboard pattern）を 1 Hz 程度で反転させて記録します図1Ⓐ．素早く 1 格子分を反転させるので，網膜への輝度は一定となり，格子の大きさとそのコントラストが視覚路の刺激となります．全視野刺激と半側視野刺激がありますが，通常は単眼を全視野刺激します．被検者には刺激視野中央に置かれた固視点を固視するように指示し，他眼は眼帯などで遮蔽します．全視野刺激による単眼性 VEP 異常の多くは，視神経障害を示唆します[13]．仮に両眼性の異常であっても，MRI で両側の視放線から後頭葉に広汎な病変がない限りは，視神経障害と判定して構いません．

　潜時約 100 ms の P100 が記録され，黄斑部を含む半径 5 度くらいの中心視力の機能を反映します．被検者が疲れたり，覚醒度が低下すると記録不良になるので，注意が必要です．刺激画面との距離は約 1 m なので視力を最良に

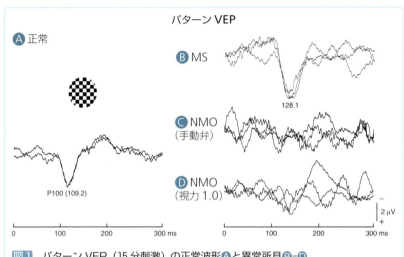

図1 パターンVEP（15分刺激）の正常波形Ⓐと異常所見Ⓑ-Ⓓ

　視力障害のないMS患者（68歳，女性）では，P100潜時の延長を認め，潜在的な視神経病変が示唆されましたⒷ．視力低下（手動弁）のNMO（53歳，女性）ではP100が誘発されず，臨床症状と一致しました．一方，視力障害のないNMO（28歳，女性）では，P100が記録できず，潜在性の視神経障害が示唆されました．（飛松省三．誘発電位の利用の仕方，診断のコツとピットフォール. MS Frontier. 2014; 347-50[13]）

することが重要で，自鏡や老眼鏡（45歳を超えて視力が1.0の人は必ず）を装着させます．中心視力を評価するので，格子の大きさは15分か30分程度が適切です．フリッカー値の低下よりも視神経炎の診断に鋭敏であることが示されています[15]．

c）SEP

　SEPは，上肢では正中神経，下肢では後脛骨神経を皮膚表面から電気刺激して記録します．その伝導路は末梢神経大径有髄線維→脊髄後索→内側毛帯→視床→大脳皮質感覚野です[7]．そのため，関節位置覚・振動覚の機能を反映しますが，痛覚障害は評価できません．正中神経SEPでは，Erb点からN9，頸椎棘突起上からN13，頭皮上の手の感覚野からN20が記録されます図2Ⓐ．N9，N13，N20の発生源はそれぞれ上腕神経叢，脊髄後角，大脳皮質感覚野とされています．後脛骨神経SEPでは，第4腰椎棘突起上からN17，第12

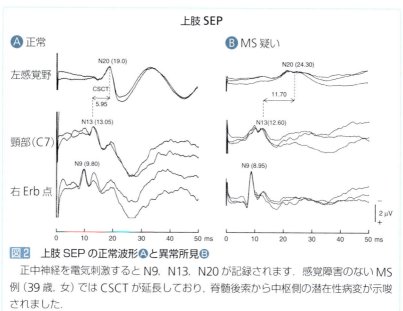

図2 上肢 SEP の正常波形Ⓐと異常所見Ⓑ
　正中神経を電気刺激すると N9,N13,N20 が記録されます．感覚障害のない MS 例（39 歳，女）では CSCT が延長しており，脊髄後索から中枢側の潜在性病変が示唆されました．
（飛松省三．誘発電位の利用の仕方，診断のコツとピットフォール．MS Frontier. 2014; 347-50[13]）

胸椎棘突起上から N20，頭皮上の足の感覚野から P37 が記録されます．N17，N20，P37 の発生源はそれぞれ馬尾，脊髄後角，大脳皮質感覚野です．その経路の途中のどこかに病変があれば，それよりも中枢側にある電極での反応が異常となります．SEP の評価は，各成分の潜時，振幅および N13-N20 あるいは N20-P37 の中枢感覚伝導時間（central sensory conduction time；CSCT）です．

d）MEP

　MEP は，絶縁された刺激コイルに数百 V の変動電流を流し，変動磁場を生じさせて大脳皮質運動野を刺激します．磁場は頭蓋骨などを容易に通過し，電導体である脳でコイル内に流れる電流とは逆方向の渦電流を引き起こし，ニューロンを興奮させます．円形コイルで誘起される生体内の電流はコイルのエッジ付近で最大となりますが，8 の字コイルの場合はコイルの交点（短

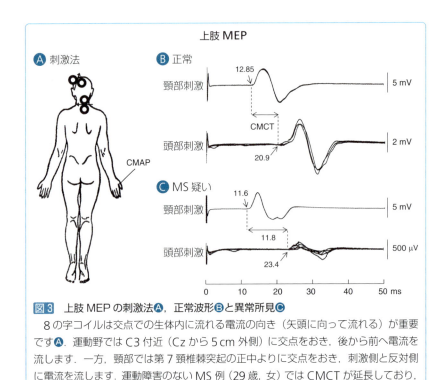

図3 上肢 MEP の刺激法Ⓐ，正常波形Ⓑと異常所見Ⓒ
8の字コイルは交点での生体内に流れる電流の向き（矢頭に向って流れる）が重要ですⒶ．運動野ではC3付近（Czから5cm外側）に交点をおき，後から前へ電流を流します．一方，頸部では第7頸椎棘突起の正中よりに交点をおき，刺激側と反対側に電流を流します．運動障害のない MS 例（29歳，女）では CMCT が延長しており，潜在性の錐体路障害が示唆されました．（飛松省三．誘発電位の利用の仕方，診断のコツとピットフォール．MS Frontier. 2014; 347-50[13]）

軸方向）の直下で最大電流が流れます．この交点を目的とする皮質付近に当て，コイル内電流を前方から後方（生体内では後方から前方）に流すと，上肢の運動野を刺激できます図3Ⓐ．下肢ではコイルの電流は左右方向が適刺激方向となります．

　上肢では短母指外転筋，第1背側骨間筋，小指外転筋，下肢では前脛骨筋や母指外転筋などが記録の対象となり，そこに表面電極をおきます．MEPで誘発される CMAP は振幅が大きいので，加算平均は不要です．上肢の場合，CMAP を記録する筋肉の対側の大脳皮質運動野，第7頸椎棘突起上付近の頸部神経根を刺激します図3Ⓑ．下肢の場合は CMAP を記録する筋肉の対側の大脳皮質運動野，第4腰椎棘突起上付近の腰部神経根を刺激します．

大脳運動野への磁気刺激では，筋を軽く収縮させるとMEP潜時は短くなり，振幅は大きくなります．8の字コイルで運動野を刺激する時にhot pointを検索するのに便利な手法です．Hot pointを同定した後，被検筋を安静にさせて，MEPを記録します．脊髄刺激では興奮部位は前角細胞ではなく椎間孔付近の脊髄神経根であると推定されています．したがって，CMCTは上位運動ニューロンから脊髄前角までの下行路の伝導時間のみを反映しているわけではありませんが，臨床的には最も伝導速度の速い皮質脊髄路の伝導時間を反映していると考えて差し支えありません（6章-7参照）．

3）誘発電位の異常検出率

複数の誘発電位を組み合わせて行う多モダリティー誘発電位はMSの異常検出率を上げます[13,14,16,19]．2000年の米国神経科学会の文献レビューでは[14]，MSの確定診断にはVEPが最も有用であり図1B，次いでSEPが有用と結論しています図2B．しかしMEPに関する検討はされていません．VEPのMSにおける異常検出率は25〜83％と報告によりバラツキがありますが，VEP異常があることで臨床的にMSの確定診断が得られる可能性は2.5〜9倍にまで高まります[16]．SEPの異常検出率は，36〜63％と報告され，SEP異常があることで臨床的にMSの確定診断が得られる可能性は2.4〜3.9倍に高まります[16]．文献上ではMEPの異常検出率はVEPより高いとされています図3C[17,18]．本邦における報告では[19]，症候性の場合，MEPでは66.9％，VEPでは72.7％，SEPでは72.4％，無症候性の場合，MEPでは33.4％，VEPでは27.3％，SEPでは27.6％でした．最近，注目されているNMOの筆者達の検討では，NMO群がMS群に比し，VEPのP100消失の頻度が有意に高いことを報告しました図1C，D[20]．一方，MEPやSEPの異常頻度は両群で有意差がありませんでした．NMOでの視神経炎の頻度が高く，より重篤であることに矛盾しない所見でした．

4）誘発電位による病態解釈

MSの診断は国際的なMcDonaldの診断基準（2011年）に基づきます[5]．その大原則は，中枢神経における炎症性脱髄病変の時間的・空間的多発性の証

明です．MRI 所見を参考にしますが，他疾患の除外が不可欠です．特にアジア地域では NMO の発症が高率なので，NMO を除外する必要があります．また，CIS なのか MS なのかの鑑別も重要です．神経学的診察結果の確認および診察や画像などで異常を指摘できない場合に，誘発電位は有用です[16]．CIS は，単一の炎症性脱髄性症状で発症します．仮に亜急性あるいは慢性進行性のミエロパチーを認める患者では，VEP を施行して潜在的な視神経病変を証明すべきです．逆に視神経炎の患者に SEP や MEP を施行して脊髄病変を証明することも必要です．前述のごとく，NMO では VEP 異常が高率です図1C, D．MS で多モダリティー誘発電位を行う場合は，以上のことをよく理解したうえで，優先順位を考えて施行すべきです．誘発電位検査は安価で非侵襲的であり，繰り返し行える検査です．誘発電位は「臨床でみつからないものを探す」ためのツールと捉えて検査すべきです．

●文献

1. 日本神経学会．監修．「多発性硬化症治療ガイドライン」作成委員会．編．多発性硬化症治療ガイドライン 2010．東京：医学書院；2010．
2. 多発性硬化症と視神経脊髄炎――基礎・臨床研究の最新知見――．日本臨牀．2014；72 巻；11．
3. 多発性硬化症――最近のトピック．Clin Neurosci. 2008; 26: 7.
4. 吉良潤一．編．多発性硬化症の診断と治療．東京：新興医学出版社；2008．
5. Polman CH, Reingold SC, Banwell B, et al. Diagnostic criteria for multiple sclerosis, 2010 revisions to the McDonald criteria. Ann Neurol. 2011; 69: 292-302.
6. Wingerchuk DM, Lennon VA, Pittock SJ, et al. Revised diagnostic criteria for neuromyelitis optica. Neurology. 2006; 66: 1485-9.
7. Miller D, Barkhof F, Montalban X, et al. Clinically isolated syndromes suggestive of multiple sclerosis, part I: natural history, pathogenesis, diagnosis, and prognosis. Lancet Neurol. 2005; 4: 281-8.
8. Miller DH, Weinshenker BG, Filippi M, et al. Differential diagnosis of suspected multiple sclerosis: a consensus approach. Mult Scler. 2008; 14: 1157-74.
9. 郡山達男．Clinically isolated syndrome――多発性硬化症への進展予測と病態修飾療法の開始――臨床神経．2011；51：179-87．
10. Osterman PO, Westerberg C-E. Paroxysmal attacks in multiple sclerosis.

Brain. 1975; 98: 189-202.
11. Muto M, Mori M, Sato Y, et al. Current symptomatology in multiple sclerosis and neuromyelitis optica. Eur J Neurol. 2015; 22: 299-304.
12. Leocani L, Comi G. Clinical neurophysiology of multiple sclerosis. Handb Clin Neurol. 2014; 122: 671-9.
13. 飛松省三．誘発電位の利用の仕方，診断のコツとピットフォール．MS Frontier. 2014; 347-50.
14. Gronseth GS, Ashman EJ. Practice parameter: the usefulness of evoked potentials in identifying clinically silent lesions in patients with suspected multiple sclerosis (an evidence-based review): report of the Quality Standards Subcommittee of the American Academy of Neurology. Neurology. 2000; 54: 1720-5.
15. Salmi T. Critical flicker frequencies in MS patients with normal or abnormal patern VEP. Acta Neurol Scand. 1985; 71: 354-8.
16. 萩原綱一，重藤寛史，飛松省三．多発性硬化症の電気診断生理学．In: 吉良潤一．編．多発性硬化症の診断と治療．東京: 新興医学出版社; 2008. p. 66-72.
17. Mayr N, Baumgartner C, Zeitlhofer J, et al. The sensitivity of transcranial cortical magnetic stimulation in detecting pyramidal tract lesions in clinically definite multiple sclerosis. Neurology. 1991; 41: 566-9.
18. Ravnborg M, Liguori R, Christiansen P, et al. The diagnostic reliability of magnetically evoked motor potentials in multiple sclerosis. Neurology. 1992; 42: 1296-301.
19. 黒川智美，吉良潤一，飛松省三．電気生理学的診断法．日本臨床（特集: 多発性硬化症）．2003; 61: 1347-54.
20. Watanabe A, Matsushita T, Doi H, et al. Multimodality-evoked potential study of anti-aquaporin-4 antibody-positive and -negative multiple sclerosis patients. J Neurol Sci. 2009; 281: 34-40.

10章 てんかん

　てんかん（epilepsy）の定義は「大脳神経の過剰な発射により反復性の発作を生じる慢性の脳疾患で，種々の原因が存在し，様々な臨床症状及び検査所見を伴う」（WHO）です．この定義には「大脳神経の過剰な発射ではない」「反復性でない」「慢性でない」「脳疾患でない」「臨床症状が合わない」「検査所見が合わない」といったものは「てんかん」と鑑別しなければならないという意味が込められています．十分な情報（病歴）を収集することおよび発作の現場を目撃することがてんかんの診断に最も有用です[1-4]．

　主訴は多くの場合，けいれん発作（非けいれん発作の場合もある）ですが，てんかんでは少なくとも2回以上の発作があります．初回発作で非誘発性発作の全般性強直間代発作であると確診された患者は，既往のミオクロニー発作，欠神発作，単純および複雑部分発作と関連している場合は，1回の発作でもてんかんと診断できます[1]．

　成人では失神，心因発作，脳卒中関連の発作，アルコール関連の発作を含む中毒症状，低血糖による意識障害，睡眠時行動異常，不随意運動などの鑑別が必要です[1]．

ポイント

- ✓ てんかんの診断には脳波所見が必須です．
- ✓ 脳波所見は，発作型診断およびてんかん症候群分類に有用です．
- ✓ てんかんの局在診断にはデジタル脳波計のリモンタージュ機能が役立ちます．
- ✓ 長時間脳波ビデオモニタリングは，てんかん診断の局在診断が困難な場合の助けとなります．

10-1 てんかんの分類

　1970年代以降，ビデオ脳波同時記録法が広く用いられるようになり，臨床発作症状と脳波像関連への理解が深まりました 図1．国際抗てんかん連盟（ILAE）は，1981年に「てんかん発作改訂分類」をまとめました[5]．発作の改

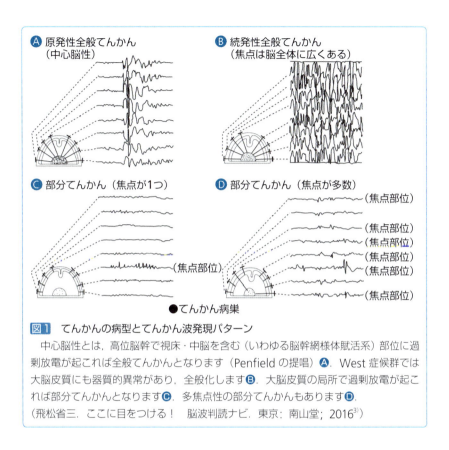

図1 てんかんの病型とてんかん波発現パターン

中心脳性とは，高位脳幹で視床・中脳を含む（いわゆる脳幹網様体賦活系）部位に過剰放電が起これば全般てんかんとなります（Penfieldの提唱）Ⓐ．West症候群では大脳皮質にも器質的異常があり，全般化しますⒷ．大脳皮質の局所で過剰放電が起これば部分てんかんとなりますⒸ．多焦点性の部分てんかんもありますⒹ．
（飛松省三．ここに目をつける！ 脳波判読ナビ．東京：南山堂；2016[3])）

訂分類に引き続いてILAEは，1989年に「てんかん症候群および関連発作性疾患の分類」を提唱しました[6]．この二つの分類は今日まで広く用いられています．一方，ILAEは2001年以来，これまでの分類に代わるてんかん発作およびてんかんを体系化するための用語と概念の改訂を数回行っていますが[7]，確定せず，本邦では前記の1981年，1989年分類が広く使われています．

てんかん（症候群）の分類については，発作の自覚症状，発作の運動症状，意識減損の有無と脳波の所見から，発作の最初から脳全体にてんかん性放電が生じる全般発作なのか，それとも脳の一部分から生じる部分発作（局在関連性）なのか，見当をつけます図2．その上で，脳画像で異常所見がないか，発作症状，発症年齢や脳波所見に共通した特徴的所見がある，いわゆるてん

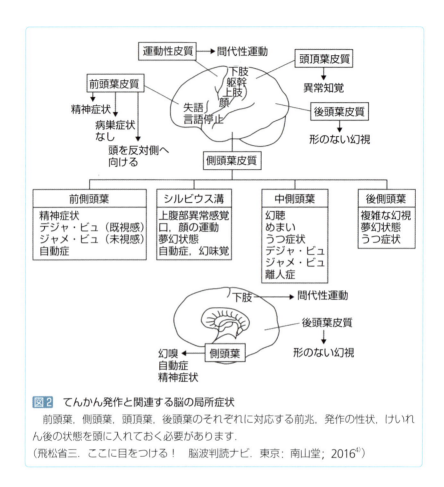

図2　てんかん発作と関連する脳の局所症状
　前頭葉,側頭葉,頭頂葉,後頭葉のそれぞれに対応する前兆,発作の性状,けいれん後の状態を頭に入れておく必要があります.
(飛松省三.ここに目をつける！ 脳波判読ナビ.東京：南山堂；2016[4])

かん症候群に属するものなのかを検討して症候性か特発性かを決めます.「特発性」とは,原因がわからないというよりは,画像での異常はないがチャネル異常などの遺伝的要因がある,という意味が強い「特発性」です.これら「局在関連性か全般性か」と「症候性か特発性か」の2つの軸から4つの群に分けます.この分類は治療を進めていくにあたってどの薬が第一選択になるかの目安となります.病歴を聴取する際に,全般てんかんなのか部分てんかんなのか,脳の局所症状を思い浮かべながら図2,誘因,前兆,発作の性状,けいれん後の状態を尋ねるとよいでしょう.

10-2 てんかん原性

　発作間欠期には突発波（paroxysmal waves）を認めます．突発波とは，背景活動に含まれるα波などとは，形，周波数，振幅などの点で区別される一過性の波形で，棘波（持続時間；20〜70 ms），鋭波（持続時間；70〜200 ms）やそれに徐波を伴う棘徐波複合，鋭徐波複合，多棘徐波複合，徐波のバースト（burst）などいろいろなパターンがあります（5章-5参照）．こうした突発波が脳波上に認められれば，逆に臨床的に発作症状が観察される可能性が高いことがわかります．突発波は被験者が実際に臨床発作を起こしていないときにも認められます．徐波のバーストに棘波が時に重畳する場合は，「slow burst with spike」という表現をします．また，棘波のように見えるが，てんかん原性（irritable）かどうか判断がつきかねる時は，鋭一過波（sharp transients）という言葉を便宜的に使うこともあります．このように，脳波専門医ですら，棘波なのかそうでないのか意見が分かれることがあります．図3に棘波の特徴を示します[8]．棘波は立ち上がりが立ち下がりより急峻で，背景活動から浮き立つと覚えておきましょう．陽性より陰性棘波の方が病的意義は高いと考えられています．

　一般に振幅100 μV以上は，「高振幅」と呼ばれます．高振幅で尖鋭なα波は，小児ではしばしばみられ，成人でもときに観察されます．鋭波と酷似し，判別に迷いますが，「問題となる波が，背景をなす波の連なり，すなわち背景活動との関連においてどうなのか」という点が重要となってきます．前述したように，背景活動から浮き立っているかどうか周波数も含めて判定しなければなりません 図3．

10-3 偽性てんかん発作波

　てんかんか否かを判断する上で，てんかん性異常波に類似した生理的突発波を見極める必要があります．こうした脳波パターンについて，その出現の仕方（出現頻度，出現部位，出現状況）について解説します[9]．てんかん性の

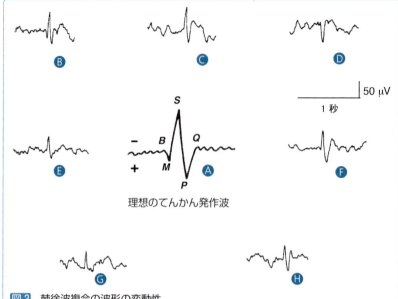

図3 棘徐波複合の波形の変動性

Ⓐに理想の棘徐波結合の模式図を示します．小さな初期陽性波（BMS）に続いて主陰性成分（MSP），最後に後期陽性波（SPQ）が出現します．Ⓑ～Ⓗはある患者の5分間の脳波記録（C3-Cz）で棘波と自動的に判定された波形です．波形にはかなり変動がありますが，棘波と同定された理由は，振幅と主陰性鋭波成分の特徴に基づいています．典型的な棘波は立ち上がり（MS）の方が立ち下がり（SP）より持続が短い，すなわち急峻です．
（Frost JD Jr. J Clin Neurophysiol. 1985; 2: 231-49[8]）より一部改変）

異常所見と誤判読した場合には，長期間の不必要な服薬は社会生活の制限といった患者に大きな不利益を与える可能性があります．したがって，脳波判読者はこういったパターンをよく知っておく必要があります．なお，波形解析には主観が入ります．参考文献[9-14]の図も参照してください．偽性てんかん発作波（pseudo-epileptiform pattern）は，正常人でも出現するので，病的意義はないと考えられています[9-14]．

1）小鋭棘波（small sharp spikes；SSS）

SSSは成人に多くみられ，入眠～軽睡眠時（睡眠段階Ⅰ，Ⅱ）に出現します

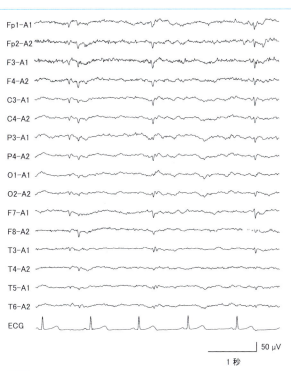

図4 小鋭棘波

後頭部のα波がないことから，入眠期の脳波であることがわかります．心電図と同期していないので，心電図のアーチファクトでもありません．基準電極導出なので，局在は不明ですが，SSSを認めます．

(飛松省三．第10章 検査 1 脳波 5 てんかん性異常波に類似した生理的突発波．In: 兼本浩祐，他，編．臨床てんかん学．東京：医学書院; 2015. p. 261-7[9]))

図4．その特徴は，低振幅（50 μV 以下）で，持続も短い（50 ms 以下）ことです．形は，ほとんどが陰性単相ないし陰・陽二相性で，徐波成分を伴わないことが多いようです．二相性の場合は，陰性相から陽性相への勾配が急です．側頭部に多く出現し，片側性のこともあります．側頭部のてんかん棘波と異なり，SSS はほぼ同一の波形が常同的に非周期性に出現し，臨床症状を

伴いません．別名，benign epileptiform transients of sleep (BETS) とも呼ばれます．

2）14 & 6 Hz 陽性棘波（14 & 6 Hz positive spikes）

櫛型の律動性の陽性棘波の群発で図5，振幅は 75 μV 以下です．14 & 6 Hz 陽性群発は主として入眠期で出現します．3〜14 歳でよくみられます．群発は 1 秒以下で，後側頭部に両側同期性あるいは片側性に出現します．昔は自律神経発作との関連が深いとされていましたが，現在ではてんかんとは関係なく正常と考えられています．

3）6 Hz 棘徐波（6 Hz spike and wave）

この周波数 6 Hz の小さな棘徐波（50 μV 以下）は，覚醒時〜傾眠期で出現し，若年成人に主にみられます図6．両側同期性で全般性に出現し，持続は 1〜2 秒程度です．棘波の振幅が徐波に比べて目立たないので phantom（幻の）spike and wave とも呼ばれます．女性（female），後頭部（occipital），低振幅（low），入眠期（drowsy）に出現する FOLD タイプは，病的意義はないと考えられています．しかし，覚醒時（waking），高振幅（high），前頭部（anterior），男性（male）の特徴をもつ WHAM タイプはてんかん発作を有する患者に多いとされています．

4）律動性中側頭部放電（rhythmic mid-temporal discharges）

精神運動発作異型（psychomotor variant）とも呼ばれます．傾眠期でよく出現し，一側ないし両側の中側頭部中心に律動的 θ 波が群発し，5 秒〜1 分程度持続します図7．若年成人に主にみられます．

5）ブリーチリズム（breach rhythm）

中心部（C3，C4）ないし中側頭部（T3，T4）の骨欠損の場合，周囲と比較して振幅の高い速波ないしミュー波様波形が目立って出現することがあり，徐波を伴うこともあります図8．ブリーチは裂け目の意味で，これをブリーチリズムと呼びます．骨欠損のため，その部の電気抵抗が減弱し，脳波振幅

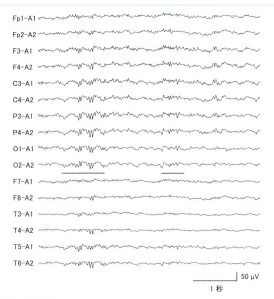

図5　14 & 6 Hz 陽性棘波

後頭部の α 波がないことから，入眠期の脳波であることがわかります．14 & 6 Hz 陽性棘波を認めます．

（飛松省三．第 10 章 検査 1 脳波 5 てんかん性異常波に類似した生理的突発波．兼本浩祐，他，編．臨床てんかん学．東京：医学書院；2015．p. 261-7[9]）

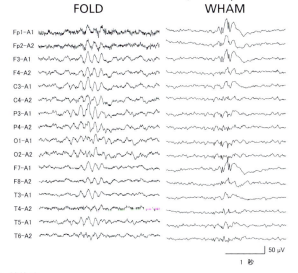

図6　6 Hz 棘徐波

FOLD，WHAM の見本です．

（飛松省三．第 10 章 検査 1 脳波 5 てんかん性異常波に類似した生理的突発波．兼本浩祐，他，編．臨床てんかん学．東京：医学書院；2015．p. 261-7[9]）

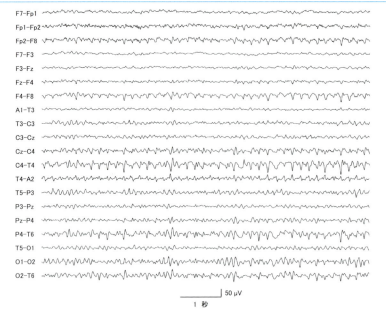

図7 律動性中側頭部放電

右側頭部（T4）優位にノッチのある律動的 θ 波が出現します．

（飛松省三．第 10 章 検査 1 脳波 5 てんかん性異常波に類似した生理的突発波．兼本浩祐，他，編．臨床てんかん学．東京：医学書院；2015．p. 261-7[9])）

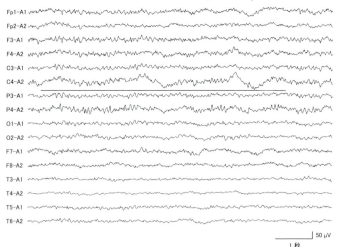

図8 ブリーチリズム

右中心・頭頂部優位にミュー波様のリズムと高振幅徐波を認めます．

（飛松省三．第 10 章 検査 1 脳波 5 てんかん性異常波に類似した生理的突発波．兼本浩祐，他，編．臨床てんかん学．東京：医学書院；2015．p. 261-7[9])）

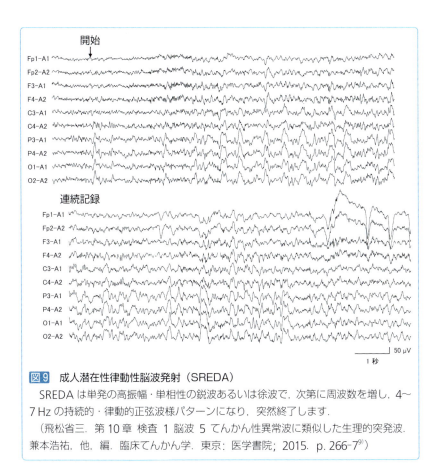

図9 成人潜在性律動性脳波発射（SREDA）

SREDAは単発の高振幅・単相性の鋭波あるいは徐波で，次第に周波数を増し，4〜7Hzの持続的・律動的正弦波様パターンになり，突然終了します．

（飛松省三．第10章 検査 1 脳波 5 てんかん性異常波に類似した生理的突発波．兼本浩祐，他，編．臨床てんかん学．東京：医学書院；2015. p. 266-7[9]）

が大きくなるためです．これもてんかんとは関係ないとされています．

6）成人潜在性律動性脳波発射（subclinical rhythmic electrographic (theta) discharges of adults；SREDA）

　成人潜在性律動性脳波発射（SREDA）は単発の高振幅・単相性の鋭波あるいは徐波で始まります図9．1〜数秒後に鋭波の出現頻度が早くなり，次第に周波数を増し，4〜7Hzの持続的・律動的正弦波様パターンになります．10秒〜5分（平均40〜80秒）続き，突然終了します．この間，意識減損はあり

ません．高齢者に主にみられ，てんかん性異常ではありませんが，潜在性の慢性脳虚血・低酸素状態と関連すると考えられています．2,000人に1人の割合で出現すると報告されています．

7）ウィケット棘波（wicket spikes）

入眠期～軽睡眠期に側頭部に出現するミュー波に似たアーチ状の単相性の波形であり，形が西洋の小窓（wicket）に似ています．50歳以降でよく見られ，0.9％の頻度といわれます．両側同期性もしくは片側性に出現します．単発で出現した場合には，棘波と見誤ることがあります．しかし，背景活動から浮き立っておらず，徐波を伴わないことが鑑別の助けとなります．

8）後頭部陽性鋭一過波（positive occipital sharp transients of sleep；POSTS）

後頭部陽性鋭一過波（POSTS）は4～5Hzの陽性鋭波で睡眠時後頭部に出現し，時に非対称性です．15～35歳でよく認められます．双極導出法では，O1，O2の陽性電位がみかけ上陰性電位となって見えるので，棘波・鋭波と見誤ることがあります 図11．

10-4 てんかんの発作型と脳波

1）発作間欠期（interictal）

全般てんかん（generalized epilepsy）では，てんかん性放電が全般性（generalized）にみられます 図12．一方，部分てんかん（partial epilepsy）では，局所性（focal）にみられます 図13．全般てんかんでは，全般性棘波，棘徐波複合，多棘徐波複合，3Hz棘徐波複合，ヒプサリズミア（hypsarrhythmia）などがみられます．基本的には両側同期性で左右差はあってもごく軽度です．一方，側頭葉てんかんを代表とする部分てんかんでは，棘波，鋭波が局所性にみられます[13-16]．

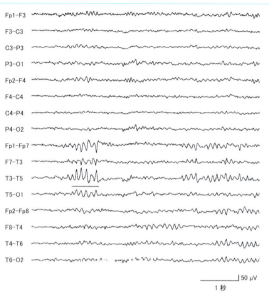

図10 ウィケット棘波

側頭部に出現するミュー波に似たアーチ状の波です．

（京都大学院医学研究科てんかん運動異常生理学講座池田昭夫先生より提供[10]）

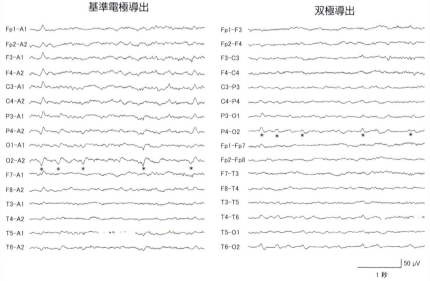

図11 後頭部陽性鋭一過波

17歳健常女児の脳波で，drowsyの時にPOSTSが出現しています．

（飛松省三．電気生理学的検査．脳波と脳磁図．平山惠造，監修．臨床神経内科学 改訂6版．東京：南山堂；2016．p. 771-82[15]）

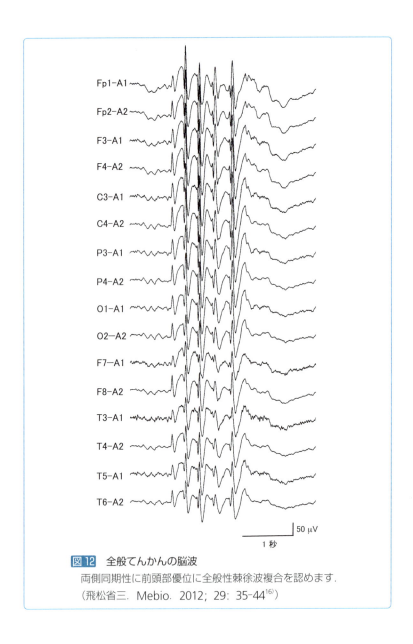

図12 全般てんかんの脳波
両側同期性に前頭部優位に全般性棘徐波複合を認めます．
(飛松省三. Mebio. 2012; 29: 35-44[16])

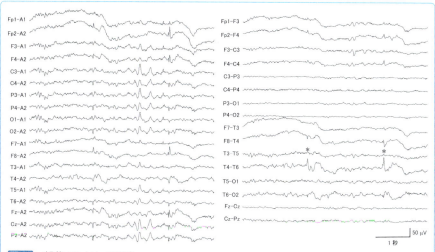

図13 部分てんかんの脳波

右中側頭部（T4）で位相逆転（＊）を認め，焦点性てんかんであることがわかります．
（飛松省三．Mebio. 2012; 29: 35-44[16]）

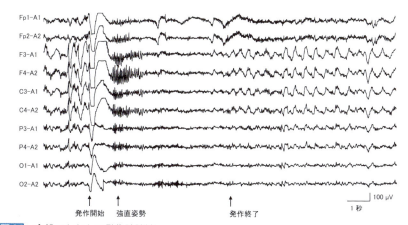

図14 全般てんかんの発作時脳波

全般性の高振幅鋭波に続いて強直性けいれん時には，全般性のてんかん性速波が出現します．

（Wyllie E, editors. The treatment of epilepsy, Principles and practice. 3rd ed Philadelphia: Lippincott Williams & Wilkins; 2001[18]より一部改変）

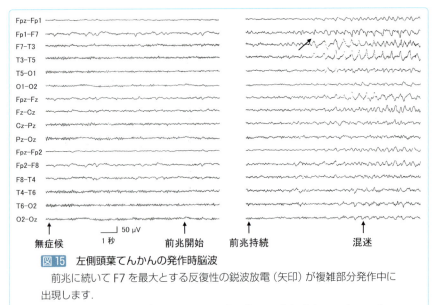

図15　左側頭葉てんかんの発作時脳波

前兆に続いて F7 を最大とする反復性の鋭波放電（矢印）が複雑部分発作中に出現します。

（Wyllie E, editors. The treatment of epilepsy, Principles and practice. 3rd ed. Philadelphia: Lippincott Williams & Wilkins; 2001[18]より一部改変より一部改変）

2）発作時（ictal）

　特発性全般てんかんでは，低振幅速波が拡延・振幅増大から全般性棘徐波あるいは全般性多棘波で始まることが多いようです 図14．部分発作では発作波はδ波，θ波，α波，β波など様々な律動性活動で始まります 図15 [17]．新皮質に発作起始がある時は速いα〜βから活動が始まることが多いようです．低振幅から高振幅に，速い周波数から遅い周波数に，局所から拡延，という発作が進展していく基本像があります．ただし，急速にてんかん性放電は広がりますので，頭皮上脳波で焦点性あるいは領域性の起始部を同定するのは困難なことがあります．

3）発作終了後（postictal）

　最近は，てんかんのモニタリングが盛んです．臨床発作がつかまった場合，

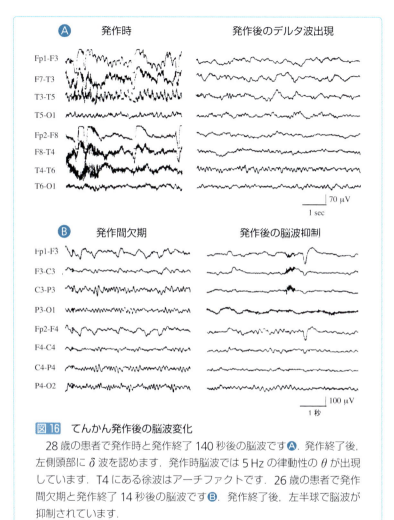

図16 てんかん発作後の脳波変化

28歳の患者で発作時と発作終了 140 秒後の脳波です🅐. 発作終了後, 左側頭部に δ 波を認めます. 発作時脳波では 5 Hz の律動性の θ が出現しています. T4 にある徐波はアーチファクトです. 26 歳の患者で発作間欠期と発作終了 14 秒後の脳波です🅑. 発作終了後, 左半球で脳波が抑制されています.

(Kaibara M, et al. Electroenceph clin Neurophysiol. 1988; 70: 99-104[19]より一部改変)

発作起始部がどこなのかをみつけることは重要です. しかし, 発作終了後の脳波変化も注意深く観察しておくと, 片側性か否かわかることがあります 図16 [19].

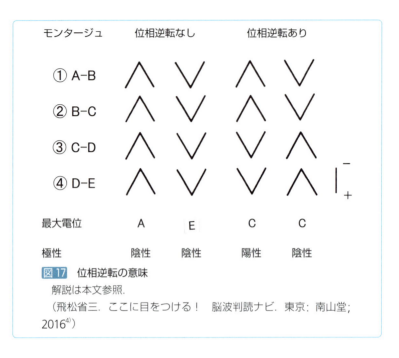

図17 位相逆転の意味
解説は本文参照.
(飛松省三．ここに目をつける！ 脳波判読ナビ．東京：南山堂；2016[4])

10-5 てんかん焦点の決定

　局在決定には頭の体操が必要で，頭皮上の電極配置と導出部位の電位差（引き算の結果）を考える必要があります．まず，位相逆転の意味を理解しなければなりません．図17に示すように，位相逆転がない場合（end of chain phenomenon[20]）とある場合があります．ない場合は，両端の電極が陰性か陽性の最大となります．位相逆転も陽性と陰性の場合があります．どの導出法を使っても脳波は2つの電極間の電位差をみているので，振幅と極性は相対的ということをもう一度理解してください．

　図18にF7に焦点をもつ側頭葉てんかんの脳波を示します．耳朶を基準電極とした場合，F7は上向きに振れていますので，そこには耳朶より陰性度が高いスパイクがあります．ところが，他の左半球の電極は，陽性（下向きの振れ）になっています．ここがポイントです．これはF7の陰性電位が左耳朶

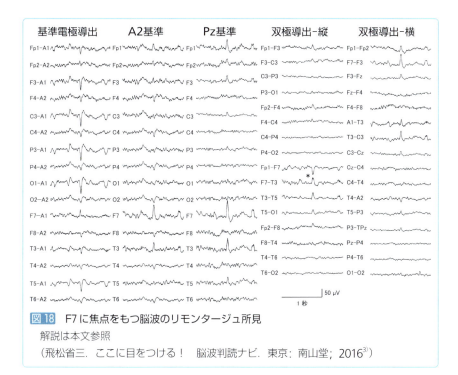

図18 F7に焦点をもつ脳波のリモンタージュ所見
解説は本文参照
（飛松省三．ここに目をつける！ 脳波判読ナビ．東京：南山堂；2016[3]）

(A1) に波及し，A1 はゼロ電位ではなく，陰性に帯電していることを示します（左耳朶の活性化）．そのため，F7 以外の電極には A1 の陰性電位を引き算した結果，相対的に陽性になります．

デジタル脳波計の利点は，リモンタージュ機能です．右耳朶（A2）基準にすると F7 以外に T3，Fp1，F3 も陰性になりました．これは，A2 が A1 より活性化の度合いが低いからです．しかし，よく見ると，右側の電極は陽性になっており，A2 が陰性に帯電していることがわかります．耳朶は内側側頭葉に近いので，てんかん焦点と反対側の耳朶にも棘波の電位が及ぶのではないかと推測されます．次に Pz 基準にしました．Pz は側頭部から比較的遠い位置にあり，陰性棘波が波及しません．そのため，ゼロ電位に近く，F7，T3，Fp1，F3 の陰性度合いがさらに大きくなりました．最後に縦の双極導出をみると F7 で位相逆転（図18*）しています．双極導出の横では，位相逆転はな

く F7-F3 の導出で陰性棘波が見えます．これは，これは，先ほどの end of chain phenomenon 現象で，双極導出の端のほうでは，位相逆転が起こらなければそこに最大の陰性電位があることを示します．

10-6　小児期・思春期のてんかん

脳波の判読という観点からは，上述した成人のてんかんと本質的に変わりません．ここでは，実際によくみるてんかんおよびてんかん症候群について簡単に触れます．詳細は成書をご参照ください[18,23,24]．

1）覚醒度の影響

入眠期，睡眠Ⅱ，Ⅲ期では覚醒時や REM 期に比べて突発波が出現しやすくなります[4,15]．てんかんと間違いやすい生理的リズム，すなわち，覚醒時には，若年者後頭部徐波，ミューリズム，ラムダ波に気を付けてください．また，覚醒度が低下した時には，入眠時過同期，頭蓋頂鋭波，過剰紡錘波，後頭部陽性，鋭一過波出眠時過同期と鑑別しながら，てんかんかどうかを検討してください．

2）West 症候群（点頭てんかん）

生後4〜7カ月をピークとして12カ月までに発病します．発作型は強直性スパスム（両手両足に一瞬力が入り，首がガクッとなる発作）で，しばしばシリーズ（群発発作）を形成します．脳波では広汎性に高振幅徐波が出現し，それに棘波が無規律に混在する特異なパターンを呈し，ヒプサリズミア（hypsarrhythmia）と呼ばれます（5章図9Ⓑ参照）．

3）Lennox-Gastaut 症候群

幼児期に好発し，多彩な全般発作が出現しますが，シリーズを形成しません．West 症候群の患児の一部は加齢とともに Lennox-Gastaut 症候群に移行し，この群の患児の予後は最も重篤です．原因は多種多様で，先天異常，周産期脳障害，脳炎，代謝異常などがあります．発作型は強直発作を主とし，

脱力発作，非定型失神発作やミオクロニー発作が存在し，発作も頻発します．脳波では発作間欠期に3Hzよりも遅いびまん性棘徐波複合（slow spike-and-wave complexes）を認めます図19．

4）小児欠神てんかん

学童期（6～7歳頃）に発症します．欠神発作を特徴とするてんかん症候群です．全般性強直間代発作を合併することもあります．脳波では3Hzの棘徐波複合を示します（5章図9A参照）．

5）小児良性後頭葉てんかん

ピークが5歳頃にある早発型（Panayiotopoulos型）と数年遅れる晩発型（Gastau型）があり，間代発作や自動症が起こります．脳波は後頭部に高振幅棘徐波が出現します図20．早発型の予後は良好で思春期には発作は消失します．

6）小児良性ローランドてんかん

小児良性ローランドてんかんは別名，benign epilepsy of childhood with centrotemporal spikes（BECTS）とも呼ばれます．小児てんかんの20％程度を占める頻度の高いてんかんです．シルビウス裂付近の興奮性亢進により，舌や口唇の感覚運動性の発作が生じ全般化します．BECTSは中心側頭部に棘波を認める良性の部分てんかんです．Rolandic discharges（RD）とも呼ばれます．発作は睡眠中や早朝にみられます．片側性のことが多いので気をつけましょう図21．また，熱性けいれんや頭痛などでもみられることがあります．RDが出たからといって，安易にてんかん性疾患として治療してはいけません．

7）若年性ミオクロニーてんかん

10歳代で発症し，ミオクロニーが上肢や肩などに出現します図22．脳波では全般性の多棘・徐波複合がみられ，ミオクロニー発作に一致して出現します．発作は断眠で誘発されやすく，覚醒直後に起こりやすいのが特徴です．

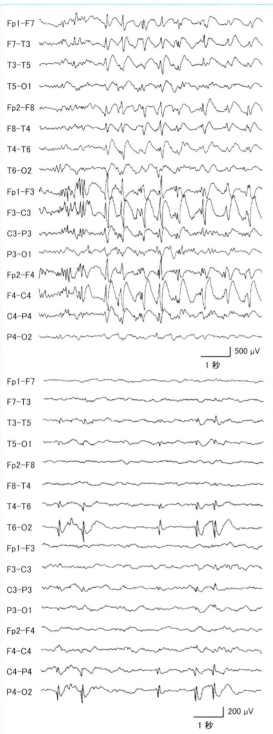

図19 Lennox-Gastaut 症候群

6歳，女児．発達遅滞，難治性の全般性強直発作，強直間代発作，非定型的欠神発作が3歳よりあります．両側前頭部の多棘波が全般性の鋭徐波複合（いわゆる slow spike-and-wave complexes）に先行して出現します．

(Wyllie E, editors. The treatment of epilepsy, Principles and practice. 3rd ed. Philadelphia: Lippincott Williams & Wilkins; 2001[18] より一部改変)

図20 小児良性後頭葉てんかん

8歳，男児．言葉の遅れが若干ありますが，けいれんのエピソードはありません．軽睡眠期に右後頭部に鋭波が出現しますが，覚醒時にはまれにしか記録されません．

(Wyllie E, editors. The treatment of epilepsy, Principles and practice. 3rd ed. Philadelphia: Lippincott Williams & Wilkins; 2001[18] より一部改変)

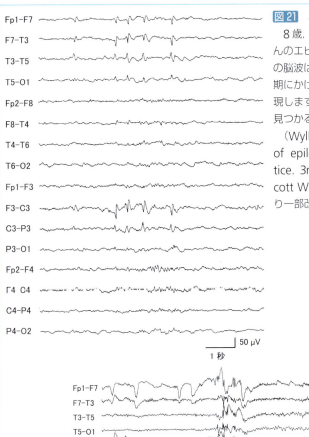

図21　小児良性ローランドてんかん

8歳，男児．ADHDですが，けいれんのエピソードはありません．覚醒時の脳波は正常です．入眠期から軽睡眠期にかけて左中心・側頭部に鋭波が出現します．BECTの多くは，偶発的に見つかる場合が結構あります．

（Wyllie E, editors. The treatment of epilepsy, Principles and practice. 3rd ed Philadelphia: Lippincott Williams & Wilkins; 2001[18]より一部改変）

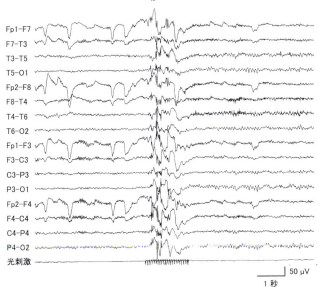

図22　若年性ミオクロニーてんかん

15歳，男児．覚醒時，朝に上肢のミオクロニーが出現し，8カ月続いています．脳波記録2週間前の朝に全般性の強直間代発作が起こりました．光刺激によりミオクロニーが誘発され，多棘徐波複合が出現します．

（Wyllie E, editors. The treatment of epilepsy, Principles and practice. 3rd ed. Philadelphia: Lippincott Williams & Wilkins; 2001[18]より一部改変）

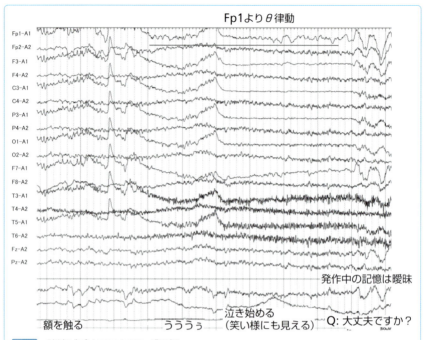

図23 脳波ビデオモニタリング記録

30歳,男性.他院での数回の発作間欠期脳波では明らかなてんかん波を認めなかった.発作時に左前頭極(Fp1)よりθ律動が出現し,発作起始部と判断した.
(飛松省三. Mebio. 2012; 29: 35-44[16])

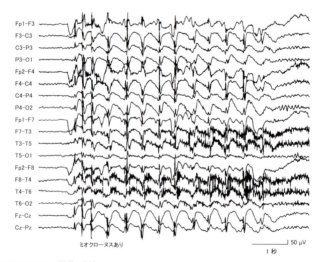

図24 ミオクロニー発作重積

22歳,女性.頻繁にミオクロニー発作が反復し,全般性棘徐波複合がみられます.
(Kaplam PW. J Clin Neurophysiol. 2006; 23: 221-9[29]より一部改変)

光突発反応の陽性率も高いです．

長時間脳波ビデオモニタリング（long-term EEG-video monitoring）

長時間脳波ビデオモニタリング検査は，昼夜を通じ，24 時間，通常数日間にわたり，ビデオと脳波を同時記録するものです．得られた発作記録のビデオ（発作症状）および脳波（発作時脳波所見）を分析することで，①てんかん発作と非てんかん性発作の鑑別，②てんかん発作の場合，全般発作か部分発作かの鑑別，③部分発作の場合，焦点の局在診断，④通常脳波では得られなかった発作間欠期の異常の検出など，を行うことができます[22,23,25]．外科治療を検討する際の局在診断のみならず，てんかんの確定診断・病型診断にも有用な検査です．

臨床発作が捕捉された場合，発作起始部がどこなのかをみつけることは重要です図23．しかし，その多くは，筋電図や体動などのアーチファクトで発作起始部をみつけることが困難な場合があります．その場合，発作終了後の脳波変化も注意深く観察しておくと，片側性か否かわかることがあります図16．発作終了後に，片側性に背景活動の抑制や徐波化が遷延する場合は，その部に焦点があることの助けとなります．

てんかん重積状態（status epilepticus；SE）

てんかん重積状態（SE）は，Neurocritical Care Society[26]によれば「臨床的あるいは電気的てんかん活動が少なくとも 5 分以上続く場合，またはてんかん活動が回復なく反復し 5 分以上続く場合」と定義されています．SE は，全身けいれん重積状態（generalized convulsive status epilepticus；GCSE）と非けいれん性てんかん重積状態（nonconvulsive status epilepticus；NCSE）に分けられます．

GCSE は強直間代発作，ミオクロニー発作，部分てんかんからの 2 次性全般化などがあります図24，図25．NCSE は，主に複雑部分発作または単純部

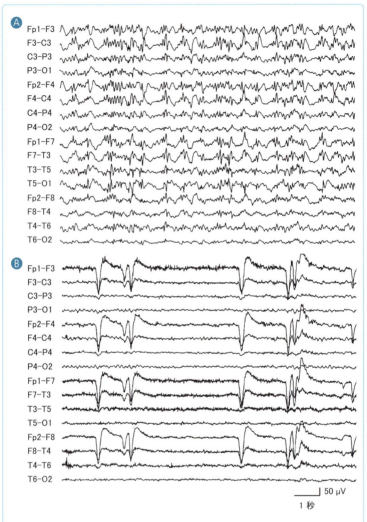

図25 欠神発作重積状態

20歳，男性．昏迷状態で救急搬送されてきました．子どもの時から，欠神発作を繰り返していたという病歴があります．ロラゼパム静注により脳波は改善し，意識も覚醒しました．欠神発作重積状態の診断が正しいことが確認されました．

（Kaplam PW. J Clin Neurophysiol. 2006; 23: 221-29[29]より一部改変）

分発作が重積する状態で，けいれん発作を呈することなく，意識障害や行動異常が続きます[27-29]．意識障害の患者で脳波上，びまん性多形性δ活動，紡錘波昏睡，α/θ昏睡，低振幅パターン，群発・抑制パターンを呈する場合（11章参照）は，NCSEは否定的です[27]．一方，発作波がその振幅・周波数が進展して時間空間的に拡がる，もしくは2.5 Hz以上のてんかん性発射があればNCSE[27]で，治療を始めます．PSDやPLEDs（5章図10参照）の場合に，NCSEかどうかはケースバイケースです．

10-9 てんかんの補助検査

1）脳磁図（magnetoencephalograpy；MEG）

脳磁図（MEG）の原理，記録法や臨床応用に関しては，5章-6を参照してください．てんかんの術前検査として重要です．MEGではMRI画像上において棘波の電流源を推定して視覚化できるため，部分てんかんの切除部位の決定に際して有用な情報を提供します図26．しかし，内側側頭葉てんかんの場合は発作起始部位が比較的深部にあるため，磁場が減衰し，海馬に近いてんかん性放電の起始部の局在を示すことは難しい場合があります．脳波に比べて信号/ノイズ比が高いので，頭皮上脳波では明確な棘波が乏しく局在性の判断が困難な症例においてもMEGを行ってみる価値があります．

2）画像検査[22,23,25]

a）脳の形態検査

初発てんかんの約10%で頭蓋内の異常が同定されており，特に症候性てんかんの原因を検索するにあたっては，画像（MRI，CT）による評価が必要です．

脳波とともにMRIはルーチン検査として推奨されています[1]．MRI所見から病理学的診断を推察することは，てんかん症候群の診断や治療方針決定の補助となります．特に，外科治療の適応判断にはMRI病変の有無や分類が大きく影響します．特発性てんかんでは，症候性てんかんに比べてMRI検査の

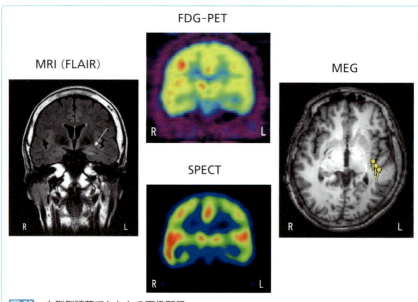

図26 内側側頭葉てんかんの画像所見

　58歳，女性．10歳時に，てんかんと診断され，内服治療を継続しています．しかし，55歳時より，言葉が出にくい，スムーズな行動ができない，手足がしびれるといった発作的な症状が，以前より増加（1〜2回/週）しました．また，意識消失し，全身性けいれんが生じるという発作が月に一度の頻度で生じるようになりました．意識減損時には，口をもぐもぐさせ，手で何かを握ろうとする行動（自動症）がみられると家人から指摘されています．左側の海馬は軽度萎縮し（白矢印），右側に比べて軽度高信号です（MRI）．FDG-PETでは左側頭葉内側および外側に脳糖代謝の低下を認めます．SPECTでは，両側側頭葉内側の血流低下を認めます．MEGでは左側頭部から突発性磁界活動がみられ，その電流源は左側頭葉内側後半に推定されました．
　（飛松省三．日内会誌．2016; 105: 1366-74[25]）

意義は低くなります．限局性皮質形成異常の診断にはT1強調画像やT2強調画像だけでなく，プロトン強調画像が有用です．一方，結節性硬化症や海馬硬化症の診断にはFLAIR画像が推奨されます．解像度の点から，CTはMRIに劣ります．CTは簡易性・迅速性や石灰化の描出を除き，てんかん診断における有用性は低くなります．

3）脳血流・代謝

　一般にてんかん原性焦点は，発作間欠期には代謝低下と血流低下，発作時には代謝亢進と血流増加を示すとされており，機能画像はてんかん原性焦点を可視化しようとする検査です．MRI 異常のない部分てんかんおよび発作症状，脳波，MRI の所見間に不一致を生じた場合に最もよい適応があります．

a）^{18}F-FDG PET

　取り込みが静脈注射後 20～30 分と時間がかかるため，発作時のみの検査はほぼ不可能です．そのため，発作間欠期において，焦点に相当する糖代謝低下領域を検索することになります[22,23]．通常，代謝低下領域は焦点領域よりも広範囲であり，焦点側の決定はできても焦点範囲を正確に決定することはできないことが少なくありません．側頭葉てんかんで 80～90％，側頭葉外てんかんで 45～92％の感受性が報告されています．内側側頭葉てんかんでは高い診断能を有し，典型的には患側海馬領域を中心に糖代謝の低下が認められます 図26．側頭葉外てんかんでは診断能は低下します．

b）脳血流 SPECT

　本法の発作間欠期におけるてんかんの診断能は低いとされています[22,23]．一方，発作時の脳血流 SPECT には，^{99m}Tc 系（^{99m}Tc-HMPAO，^{99m}Tc-ECD）は，脳内分布が静注後 1～2 分で決定し，以後も長時間保たれるため，発作時の記録に優れ，脳血流増加を捉えることになります．つまり，脳血流 SPECT は PET とは異なり，単発の発作における脳血流変化を捉えられることが最大の利点です 図26．側頭葉，側頭葉外てんかん症例において，発作間欠期 SPECT の焦点検索につながるのはそれぞれ 50～70％，15～30％であるのに対して，発作時ではそれぞれ 90％以上，66％程度と報告されています．

c）^{123}I-iomazenil SPECT

　脳内中枢性ベンゾジアゼピンレセプターの分布を画像化できます[22,23]．中枢性ベンゾジアゼピンレセプターが減少することが知られているてんかん焦点を，集積低下領域として描出でき，てんかん脳における抑制系の障害を示す変化と考えられています．感度は，FDG-PET や発作時 SPECT に及ばないものの，焦点検出の特異性に優れ，特に MRI 異常を欠く例での検出に有用

です．

● 文献

1. てんかん治療ガイドライン委員会，日本神経学会，監修．てんかん治療ガイドライン 2010．東京：医学書院；2010．
2. 飛松省三，重藤寛史．てんかんの分類．In：辻　省次，宇川義一，編．てんかんテキスト New Version．アクチュアル脳・神経疾患の臨床．東京：中山書店；2012．p. 48-54．
3. 飛松省三，重藤寛史．てんかんの病型分類．In：辻　省次，宇川義一，編．てんかんテキスト New Version．アクチュアル脳・神経疾患の臨床．東京：中山書店；2012．p. 338-46．
4. 飛松省三．ここに目をつける！　脳波判読ナビ．東京：南山堂；2016．
5. Commission on Classification and Terminology of the International League Against Epilepsy. Proposal for revised clinical and electroencephalographic classification of epileptic seizures. Epilepsia. 1981; 22: 489-501.
6. Commission on Classification and Terminology of the International League Against Epilepsy. Proposal for revised classification of epilepsies and epileptic syndromes. Epilepsia. 1989; 30: 389-99.
7. Berg AT, Berkovic SF, Brodie J, et al. Revised terminology and concepts of organization of seizures and epilepsies, Report of the ILAE Commission on Classification and Terminology, 2005-2009. Epilepsia. 2010; 51: 676-85.
8. Frost JD Jr. Automatic recognition and characterization of epleptiform discharges in the human EEG. J Clin Neurophysiol. 1985; 2: 231-49.
9. 飛松省三．第10章 検査 1 脳波 5 てんかん性異常波に類似した生理的突発波．兼本浩祐，丸　栄一，小国弘量，他，編．臨床てんかん学．東京：医学書院；2015．p. 261-7．
10. Klass DW, Westmoreland BF. Nonepileptogenic epileptiform electro-encephalographic activity. Ann Neurol. 1985; 18: 627-35.
11. Westmoreland BF, Klass DW. Unusual EEG patterns. J Clin Neurophysiol. 1990; 7: 209-28.
12. 市川忠彦．誤りやすい異常脳波．第3版．東京：医学書院；2005．
13. 松岡洋夫，他．臨床的意義が不明な特異な脳波所見．臨床神経生理学．2006; 34: 170-9.
14. 日本てんかん学会，編．正常脳波と発作間欠期脳波．てんかん専門医ガイドブック．東京：診断と治療社；2014．p. 78-81．
15. 飛松省三．電気生理学的検査，脳波と脳磁図．In：平山惠造，監修．臨床神経内科学 改訂6版．東京：南山堂；2016．p. 771-82．

16. 飛松省三. てんかんの電気生理学的診断. 特集: いま知っておくべきてんかん. 診る・治す・フォローする——てんかん診療の新展開——. Mebio. 2012; 29: 35-44.
17. 重藤寛史, 飛松省三. 第10章 検査 1 脳波 5 てんかん発作時脳波（総論）. 臨床てんかん学. 東京: 医学書院; 2015. p. 268-75.
18. Wyllie E, editors. The treatment of epilepsy. Principles and practice. 3rd ed. Philadelphia: Lippincott Williams & Wilkins; 2001.
19. Kaibara M, Blume WT. The postictal electroencephalogram. Electroenceph clin Neurophysiol. 1988; 70: 99-104.
20. 飛松省三. 脳波の導出法. 臨床神経生理学. 2006; 34: 44-53.
21. Schomer DL, Lopes da Silva F, editors. Niedermeyer's Electroencephalography, Basic Principles, Clinical Applications, and Related Fields. Lippincott Williams & Wilkins; 2012.
22. 日本てんかん学会, 編. てんかん専門医ガイドブック. 東京: 診断と治療社; 2014.
23. 兼本浩祐. 他, 編. 臨床てんかん学. 東京: 医学書院; 2015.
24. Mizrahi EM. Avoiding the pitfalls of EEG interpretation in childhood epilepsy. Epilepsia. 1996; 37: S41-S51.
25. 飛松省三. てんかん診断のための検査. 日内会誌. 2016; 105: 1366-74.
26. Brophy GM, Bell R, Claassen J, et al. Guidelines for the evaluation and management of status epilepticus. Neurocrit Care. 2012; 17: 3-23.
27. Trinka E, Leitnger M. Which EEG patterns in coma are nonconvulsive status epilepticus?. Epilepsy Behav. 2015; 49: 203-22.
28. Brenner RP. EEG in convulsive and nonconvulsive status epilepticus. J Clin Neurophysiol. 2004; 21: 319-31.
29. Kaplam PW. The EEG of status epilepticus. J Clin Neurophysiol. 2006; 23: 221-9.

11章 びまん性脳症・意識障害

　一般的にびまん性脳症・意識障害においては，MRIやCTなどの画像所見に乏しく，脳波が診断や経過観察に威力を発揮します．脳波は，さまざまな病因によって生じる意識障害の程度を客観的に判断でき，所見によっては障害部位や予後も予測できます．意識障害の評価には脳波が最適です．

ポイント
- 意識を保つ上行性網様体賦活系の最近の概念についてまとめました．
- びまん性脳症・意識障害においては，画像所見より脳波が診断や経過観察に威力を発揮します．
- 意識障害時の特徴的脳波所見を解説しました．

11-1　意識を保つ上行性網様体賦活系

　von Economoは，第一次世界大戦前後に流行した嗜眠性脳炎患者に関する研究で，覚醒の中枢は脳幹上部から中脳水道と第三脳室後部までの灰白質に，睡眠の中枢は視床下部吻側部に位置していると提唱しました 図1Ⓐ[1]．動物実験では，当初は感覚入力が覚醒をもたらし，感覚の遮断が睡眠をもたらすと考えられていましたが，1949年にMoruzziとMagoun[2]の研究によってこれが否定されました．彼らは，ネコの中脳網様体に電気刺激を与えると脳波が脱同期化（覚醒化）すること，この部位を電気的に破壊するとネコが昏睡状態に陥ることを発見しました．そして，上行性網様体賦活系（ascending reticular activating system；ARAS）という概念を提唱しました 図1Ⓑ．

11-2　脳幹網様体と神経伝達物質

　その後の解剖学的，生理学的知見によって，ARASの本体は，中脳の尾側から橋吻側部に分布するいくつかの細胞群であることが明らかになりました 図1Ⓒ，Ⓓ[3-5]．青斑核（LC）のノルアドレナリン作動性ニューロン，背側縫線

核のセロトニン作動性ニューロン，背外側被蓋核（LDT）およびその吻外側部の脚橋被蓋核（PPTg-pc）のアセチルコリン作動性ニューロン，後部視床下部の乳頭体隆起部とその周辺に細胞体をもつヒスタミン作動性ニューロンなどが重要です．

　脚橋被蓋核および背外側被蓋核のコリン作動性ニューロンは，中脳の傍正中網様体を通って視床中継核，非特殊核，網様核 図1D, 図2 に投射しており，覚醒時とレム睡眠時に最大頻度の活動を示します[4,5,7]．視床網様核（RNT）は他の視床核群を包み込むように広がっている GABA 作動性ニューロンの集団で，視床中継核に抑制性の投射を送っています 図2．上記のコリン作動性入力は，覚醒時と REM 睡眠時には視床網様核の抑制性ニューロンを過分極させて活動を抑制しており，この状態では視床中継核のニューロンは求心性入力に応じて発火して信号を伝達し，脳波は脱同期パターンを示します．ノンレム睡眠に入ると，コリン作動性入力による抑制が減弱するために視床網様核ニューロンの活動は亢進し，視床中継核に GABA 作動性の入力を与えます．その結果，視床中継核のニューロンは過分極され，同期化して群発放電モードに移行し，脳波上では徐波が観察されることになります 図2．

11-3　正常脳波リズムの発生機序

　正常な覚醒・睡眠脳波所見を 図3 に示します．脳波は，安静閉眼時に 10 Hz 前後の α リズムを代表とする律動性を呈するのが特徴です．浅睡眠では，頭蓋頂鋭波や紡錘波が出現し，深睡眠になると大徐波が顕著になります．レム睡眠では，急速眼球運動が特徴的で，このとき，夢をみて筋緊張は低下しています．

　脳波リズムの原型は視床において作られ，その本質は視床ニューロン群に発生する脱分極・過分極からなるシナプス後電位の律動性振動です[8-11]．脳波律動の周波数は視床ニューロンの膜電位水準に依存しており 図2，脱分極状態では速波（β）帯域，中等度の過分極状態では睡眠紡錘波，深い過分極ではデルタ波帯域の周波数を示します．この視床ニューロンの膜電位水準は，覚醒レベルを調節する脳幹網様体ニューロンの活動性によって制御され，病的

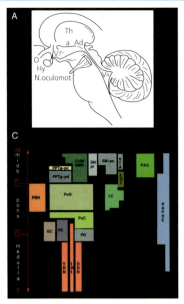
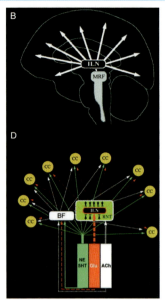

図1 **Ⓐ**：嗜眠性脳炎において視床下部前部（水平線部）は遷延性の不眠，脳幹と間脳の接合部病変（斜線部）では，遷延性の睡眠を呈しました．
(von Economo C. J Nerv Ment Dis. 1930; 71: 249-59[1])

Ⓑ：古典的な中脳網様体（MRF）の概念図．同部は，ARASの発生源で，視床髄板内核群（ILN）を経由して全大脳皮質を広汎に活性化します．

Ⓒ：網様体諸核を脳幹長軸に沿って並べたもので，カラムの大きさは相対的な占有容積を示します．

Ⓓ：新しいARASの概念の模式図．大脳皮質の電気生理学的活動を制御する神経伝達物質を含む網様体の諸構造を示します．モノアミン性の経路としては，ノルアドレナリン性の青斑核（LC），セロトニン性の縫線核（Raphe），ドパミン性の黒質（SN）と腹側被蓋領域（VTA）があります．コリン性としては，背外側被蓋核（LDT）と脚橋被蓋核緻密部（PPTg-pc）があります．

（**Ⓑ**，**Ⓒ**，**Ⓓ**はParvizi J, et al. Brain. 2003; 126: 1524-36[3])より一部改変）

（略語）
Ⓐ Th＝視床，Aq＝中脳水道，V3＝第3脳室，V4＝第4脳室，a＝anterior，O＝視神経，Hy＝下垂体，J＝接合部，N. Oculomot＝動眼神経
Ⓑ MRF＝midbrain reticular formation．中脳網様体，ILN＝intralaminar nuclei．視床髄板内核群
Ⓒ PPTg＝pedunculopontine tegmental nucleus．脚橋被蓋核（pd＝消散部，pc＝緻密部）
  CUN＝cuneiform nucleus．楔状核，DMN＝deep mesencephalic nucleus．深部中脳核
  SN＝substantia nigra．黒質（pr＝網様部，pr＝緻密部）
  VTA＝ventral tegmental area．腹側被蓋領域，LDT＝laterodorsal tegmental nucleus．背外側被蓋核
  PAG＝periaqueductal grey．中脳水道周囲灰白質，PBN＝parabrachial nucleus．結合腕傍核
  PoO＝pontis oralis nucleus．頭側橋網様核，PoC＝pontis caudalis nucleus．尾側橋網様核
  LC＝locus coeruleus．青斑核，GC＝gigantocellular nucleus．巨細胞網様核
  PC＝parvocellular nucleus．小細胞網様核
  PG＝paragigantocellular nucleus．外側巨細胞性網様体傍核
  VRN＝ventral reticular nucleus of the medulla．腹側延髄網様核
  iRt＝medullary intermediate reticular region．延髄中間網状領域
  DRN：dorsal reticular nucleus of the medulla．延髄背側網状領域
Ⓓ CC＝cerebral cortex．大脳皮質，BF＝basal forebrain．前脳基底部
  RNT＝reticular nucleus of thalamus．視床網様核，NE＝norepinephrine．ノルエピネフリン／ノルアドレナリン，Glu＝glutamate．グルタミン酸，ACh＝acetylcholine．アセチルコリン

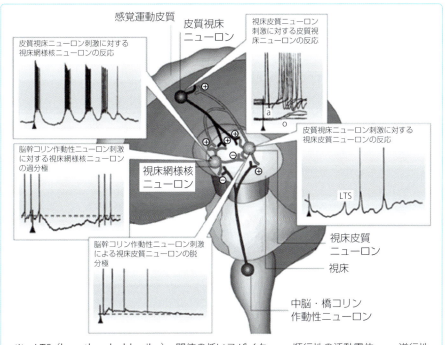

※ LTS（low-threshold spike）：閾値の低いスパイク，o：順行性の活動電位，a：逆行性の活動電位

図2 ノンレム睡眠時の徐波振動の発生機構
　中脳・橋のコリン作動性ニューロンは視床皮質ニューロンに興奮性に働き覚醒度を維持しています．視床皮質および皮質視床ニューロンの多くは興奮性のグルタミン酸入力を送ります．一方，視床網様核は抑制性のGABA入力を他の視床核へ投射します．細胞内記録では，上行性網様体賦活系は視床皮質ニューロンに対して脱分極性（興奮性）に働きますが，視床網様核ニューロンに対しては抑制的に働きます．覚醒度が低下し，ノンレム睡眠になると視床網様核ニューロンは視床皮質ニューロンに対して抑制的に働き，徐波律動（δ波）が出現します．また，皮質視床ニューロンからの興奮性入力により視床網様核ニューロンが紡錘波の周波数で発火することに注目して下さい（左上）（Hobson JA, et al. Not Rev Neruosci. 2002; 3: 679-93[5]より一部改変）．

状態においては大脳皮質や視床，その他の脳構造のニューロン機能障害によって変化します．

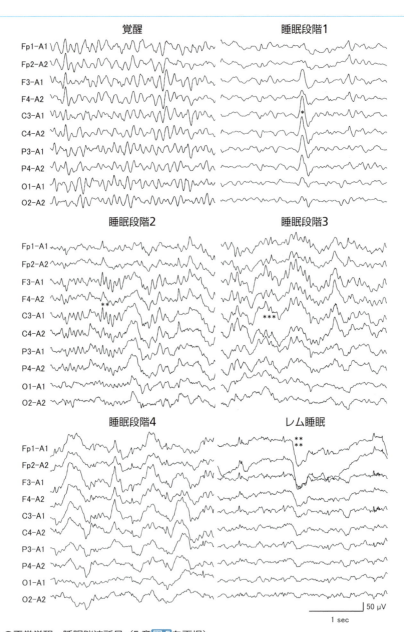

図3 ヒトの正常覚醒・睡眠脳波所見（5章図5を再掲）
　安静閉眼時は α 波が主体となります（左上段）．睡眠段階1では α 波の振幅が低下し，比較的低振幅で種々の周波数（2〜7 Hz）の波が混じます．睡眠段階2に移行する時期には頭蓋頂鋭波（＊）が出現します（左中段）．睡眠段階2では紡錘波（14 Hz，＊＊），睡眠段階3では2 Hz以下で振幅が 75 μV 以上の徐波（＊＊＊）が記録の20〜50%を占めます．睡眠段階4では2 Hz以下で振幅が 75 μV 以上の徐波が記録の50%以上となります．レム睡眠時には急速眼球運動（＊＊）が出現します．脳波は睡眠段階1に近く，比較的低振幅の各周波数の波が融合した形です．頭蓋頂鋭波は出現しません．（飛松省三．ここに目をつける！　脳波判読ナビ．東京：南山堂；2016[11]）

11-4 脳症と脳波異常

　脳にびまん性の機能異常をきたした病態を広く脳症（encephalopathy）といいます．脳症で認められる脳の機能異常は，原因は何であれ，脳のエネルギー代謝の障害によって生じます．さまざまな病因によって起こる脳症は，広義の代謝性脳症という概念でくくることができます 表1 [12]．脳症での脳波異常は多くは非特異的で，病因を確定する根拠とはなりません．しかし，重症度の判定や予後の推定をするための価値ある情報を提供してくれます．脳波では脳症の重症度に応じて，優位律動の徐波化，間欠性あるいは持続性δ活動，三相波，周期性てんかん性放電，群発・抑制交代などを認め，最悪の場合には電気的脳無活動（平坦脳波）となります．脳波は，無酸素脳症や肝性脳症では特に重症度の判定に有用です．亜急性硬化性全脳炎やCreutzfeldt-Jakob病では，疾患にかなり特異的かつ特徴ある周期性放電が認められます．

11-5 脳症と脳波所見

　急性脳症では原因の如何に関わらず臨床重症度と脳波所見には高い相関が認められます[13]．背景活動の変化だけでなく，刺激に対する脳波の反応性が重要な評価項目になります[13-17]．

1）軽度脳症

　意識の混濁と昏迷状態では，優位律動（α波）の徐波化がみられ，障害度に応じてθ波が出現します 図4．さらに脳機能が低下すると，θ波の分布は後頭部優位から全般化し，視覚刺激に対して反応性が低下してきます．外的刺激により背景活動の振幅の低下，速波化，徐波の減少を認めます．

2）中等度脳症

　間欠的に徐波，特にδ波が前頭部優位（小児の場合は後頭部優位）に出現

表1 びまん性脳障害の病因分類（川村哲朗，他．びまん性・多巣性脳障害．臨床神経生理学．2007; 35: 537-45[12])）

I．酸素，糖，代謝因子の欠乏
　A．低酸素（脳血流は正常）
　B．脳虚血
　C．低血糖
　D．ビタミン欠乏

II．脳以外の臓器障害
　A．肺，肝，膵，腎の障害
　B．内分泌系の機能亢進・低下
　C．その他の全身疾患（糖尿病，癌，ポルフィリア，敗血症）

III．中枢神経系の感染・出血
　髄膜炎，脳炎，プリオン病，くも膜下出血，脳室内出血など

IV．中枢神経系の変性
　脂質病，糖原病，ミトコンドリア脳症・MELAS など

V．外因性中毒物質
　向精神薬，有機リン，シアン化合物，重金属など

VI．電解質や酸・塩基平衡の異常
　高・低カルシウム血症，アシドーシス，アルカローシスなど

VII．その他
　低体温，高体温など

します 図5．場合によっては，低振幅不規則活動（α ないし θ 波）と高振幅徐波（θ ないし δ 波）が変動しながら，あるいは交代性に出現します 図6．外的刺激により，高振幅徐波は抑制される傾向があります．"奇異性覚醒反応[14]"（別名：刺激誘発性 δ 活動[15]）は刺激により覚醒度が上がったにも関わらず，高振幅徐波が増強する現象です 図7．

3）重度脳症

　高振幅 δ 活動が主で，それより速い波は消失します．また，外的刺激による反応性は消失します．障害がさらに進むと，すべての背景活動が低振幅化（20 μV 以下）するか，変化に乏しい比較的低振幅な（100 μV 以下）δ 波主体になります．群発・抑制を呈する症例もあります．最重症例では，電気的無活動になります．薬物中毒を除けば，3 つのパターン（低振幅 δ 波，群発・抑

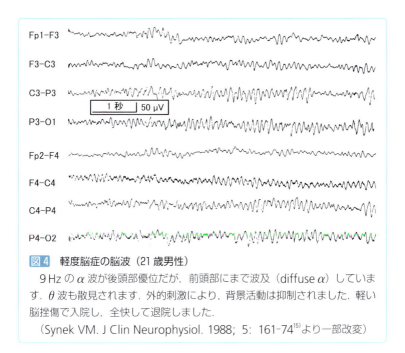

図4 軽度脳症の脳波（21歳男性）
9 Hzの α 波が後頭部優位だが，前頭部にまで波及（diffuse α）しています．θ 波も散見されます．外的刺激により，背景活動は抑制されました．軽い脳挫傷で入院し，全快して退院しました．
（Synek VM. J Clin Neurophysiol. 1988; 5: 161-74[15]より一部改変）

制，電気的脳無活動）は，予後は不良です．刺激に対する反応性欠如はより強い昏睡状態を示唆し，それだけ強い脳機能障害状態を表します．

脳波による重症度評価

Markand[13]による成人脳波の5段階評価は以下の通りです．

  グレード1（正常もしくはほとんど正常）：背景活動は α 波から構成される．散在性の θ 波が混入することもある図4．

  グレード2（軽度異常）：背景活動は θ 波から構成され，それに α 波や δ 波が混じる図5．

  グレード3（中等度異常）：背景活動は持続性の多形成 δ 波から構成され，それより速い周波数成分はほとんどみられない．脳波は変動性を示し，疼痛刺激に対して反応性がある図6, 7．

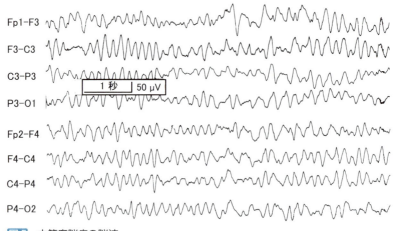

図5 中等度脳症の脳波

心停止による低酸素脳症の症例（55歳男性）です．4-5 Hz の θ が全般性に出現し，α と δ が少量混じています．このパターンは刺激により減衰しました．昏迷状態だが刺激で覚醒する状態で，翌日，全快して退院しました．

（Synek VM. J Clin Neurophysiol. 1988; 5: 161-74[15]より一部改変）

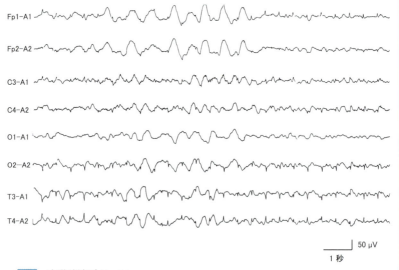

図6 変動脳波パターン

高振幅 δ 波活動と低振幅不規則 θ, α 活動が交互に出現します．

（Markand ON. J Clin Neurophysiol. 1984; 1: 357-407[13]より一部改変）

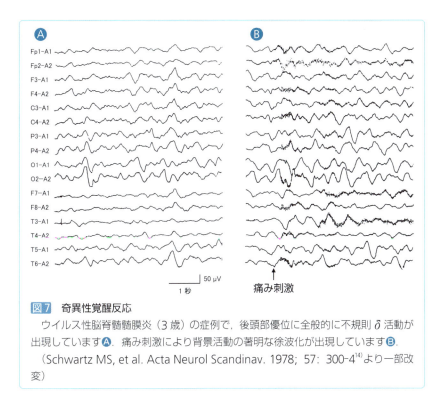

図7　奇異性覚醒反応

ウイルス性脳脊髄髄膜炎（3歳）の症例で，後頭部優位に全般的に不規則δ活動が出現しています🅐．痛み刺激により背景活動の著明な徐波化が出現しています🅑．
（Schwartz MS, et al. Acta Neurol Scandinav. 1978; 57: 300-4[14]より一部改変）

グレード4（重度異常）：比較的低振幅（100μV以下）のδ波が主体で図8, 9，あらゆる刺激に反応しない．群発・抑制交代パターンを呈することもある．

グレード5（最重度異常）：ほぼ平坦か電気的脳無活動（図21参照）．

11-7　びまん性脳障害

以下に代表的な脳症の特徴を述べます[11-16]．意識障害時の脳波所見の記載には，迷う場合があります．アメリカ臨床神経生理学会から2013年に出された重症患者における持続脳波モニタリング時の用語集を参考にしてください[17]．

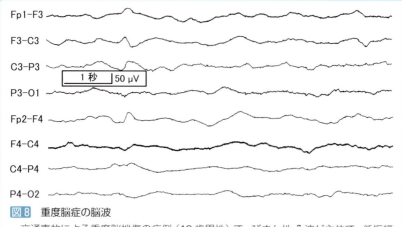

図8　重度脳症の脳波

　交通事故による重度脳挫傷の症例（18歳男性）で，びまん性δ波が主体で，低振幅のθ，β波も少量混じています．あらゆる刺激に反応しません．数時間後に死亡しました．

（Synek VM. J Clin Neurophysiol. 1988; 5: 161-74[15]より一部改変）

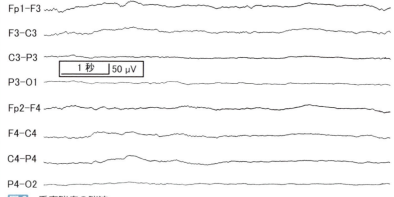

図9　重度脳症の脳波

　交通事故による重度脳挫傷の症例（24歳女性）で，低振幅の不規則δ波が前頭部優位に出現しています．かなり低振幅のθ，β波も少量混じています．あらゆる刺激に反応しません．24時間後に死亡しました．

（Synek VM. J Clin Neurophysiol. 1988; 5: 161-74[15]より一部改変）

1）肝性脳症

　1950年，Foleyら[18]が"blunted（鈍い）spike and wave"と記載した陰-陽-陰の三相性波形を，後にBickfordとButt[19]が"triphasic waves"と名付けました．彼らは，正常脳波→θ波主体の背景活動→三相波→びまん性δ活動という一連の脳波の変化が正常覚醒から深昏睡に至る臨床重症度と相関することを報告しました．三相波は，前頭部優位にみられます 図10．前後方向の縦の双極導出で記録された三相波は，前方の波形が後方の波形より早く出現するように見え，あたかも波形が前後方向に伝播するようにみえます[12]．肝性脳症に特徴的な脳波所見とされていますが，現在では，特異的所見ではなく，他の代謝性脳症でも出現することが指摘されています．三相波は血中アンモニア濃度とは必ずしも相関しないといわれています．

2）尿毒症

　臨床的に精神症状が出現するまでは正常脳波です．軽症では背景活動の徐波化があり，中等症になると奇異性覚醒反応がよくみられます 図7．20%に三相波が出現し，BUN濃度と一部相関があります．まれにてんかん型活動（不規則棘徐波複合，多棘徐波複合など）がみられます．光刺激による光突発反応もみられます[13]．ミオクローヌスも出現しますが，脳波では発作波を伴いません．

3）無酸素脳症

　脳が虚血状態になると，その持続時間に応じて脳波所見は変化します[15]．心停止による脳血流の途絶後，最初の3～6秒間には脳波の変化はみられません．途絶後，7～13秒後に高振幅の徐波が出現し，背景脳波の周波数は低下します．4～8分，脳の無酸素状態が続くと，不可逆性の脳傷害が起こります．グレード1の脳波所見を呈する例は，予後良好です．グレード4，5の脳波所見（群発・抑制，電気的無活動）例は，致死的です．α昏睡や周期性脳波パターンを示すこともあります．

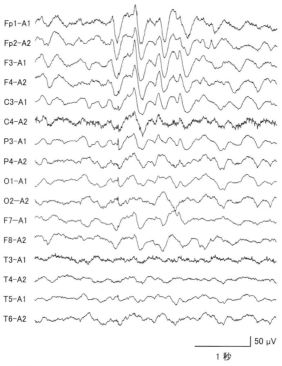

図10 三相波
前頭部優位に陰-陽-陰の三相波が出現します．後頭部をみると α 波がなく，δ 波が前頭部優位に全般性に出現しています．

(飛松省三．4．電気生理学的検査，1．脳波と脳磁図．平山惠造，監修．廣瀬源二郎，他，編．臨床神経内科学 改訂6版．東京：南山堂；2016．p. 771-82[10])

4）低血糖

個人差が大きく血糖値との相関が乏しいのが特徴です．初期の脳波変化として，過呼吸負荷への感受性が高まります．高振幅不規則 δ あるいは律動性 δ 活動が出現し，終了後も変化が遷延します．50～80 mg/dL レベルになると，背景活動の徐波化（$\alpha \rightarrow \theta$）が起こります．40 mg/dL 以下になると θ，δ 主体となり，FIRDA や発作波も出現します．昏睡状態になると脳活動は著明に

抑制され，平坦になります．

5）高血糖

多少の高血糖では脳波に影響しません．ケトアシドーシスでは，背景活動の徐波化（$\alpha \rightarrow \theta, \delta$）がみられ，非ケトン性高浸透圧性昏睡では，発作波が出現します．

6）低 Na 血症

116 mg/dL 以下になると，背景活動の徐波化が起こり，三相波や PLEDs が観察されることもあります．

7）低 Ca 血症

6.5 mg/dL 以下になると，背景活動の徐波化が起こり，発作波も出現します．

8）高 Ca 血症

13 mg/dL 以上になると，背景活動の徐波化が起こり，発作波も出現します．まれに三相波や FIRDA も観察されます．

9）低体温症

30℃以下になると体温依存性変化の脳波所見となります．20〜22℃になると群発・抑制パターンが出現し，18℃以下になると完全に抑制されます．これらの変化は可逆性なので，脳死判定のときには，低体温を除外する必要があります．

10）甲状腺機能亢進症

α 律動の速波化や中心部に β が出現します．また θ や δ が散見されます．

11）甲状腺機能低下症

低振幅 θ パターンを呈します．Creutzfeldt-Jakob 病に類似した周期性全

般性鋭波が出現することもあります．

12）橋本脳症

甲状腺機能が正常あるいは補正しているにもかかわらず精神神経症状をきたします．抗甲状腺抗体による自己免疫性の脳症であり，けいれん，昏迷，ミオクローヌス，認知症，昏睡，錐体路徴候，小脳失調など多彩な神経症状を呈します．ステロイドに対して良好な反応を示すのも特徴の一つです．背景活動の徐波化，光感受性，三相波，前頭部間欠性律動生δ活動（FIRDA），発作波，周期性鋭波パターンなど多彩な脳波所見を示します（12章図7参照）[13,20]．

13）自己免疫性脳炎

NMDA受容体抗体，抗VGKC抗体，抗AMPA受容体抗体による自己免疫性のメカニズムによって辺縁系症状をきたす疾患です．精神症状，けいれん発作，不随意運動など多彩な神経症状を示します．50％にてんかん発作波がみられます．NMDA受容体抗体脳炎では，"Extreme delta brush"という特徴的な脳波所見を認めます（12章図8参照）[21]．これは，重篤な障害を示唆し，回復に時間がかかる所見です．

11-8 周期性脳波パターン

周期性脳波パターンは，周期性放電の間隔〔短周期性（0.5〜4秒）と長周期性（4〜30秒）〕や分布（一側性，両側独立性，全般かつ両側同期性）などの出現様式で分類されます[22]．

1）周期性一側性てんかん型発射（periodic lateralized epileptiform discharges; PLEDs）

1964年，Chatrianらが"recurrent sharp waves"と呼んでいた波形をPLEDsとして記載しました[23]．これは，一側性に同期的に出現する高振幅複合波で鋭波や棘波を伴います図11．ヘルペス脳炎に特異的といわれますが，

その多くは重篤な一側性病変，すなわち脳血管障害や脳腫瘍で認められます[22,23]．

2）両側性独立性周期性一側性てんかん型発射
（bilateral independent periodic lateralized epileptiform discharges；BiPLEDs）

独立したPLEDsが，両半球に出現します 図12．無酸素性脳症，脳炎や髄膜炎，てんかんなどでみられます．PLEDsよりもヘルペス脳炎に特異的という報告があります．また，PLEDsより重篤で昏睡状態を呈し，致死率も高いとされています．

3）短周期性全般性放電（periodic short-interval diffuse discharges；PSIDDs）

本邦では，周期性同期性放電（periodic synchronous discharges；PSD）が一般的です 図13．欧米では，periodic sharp wave complexes（PSWC）[13,22]とかgeneralized periodic discharges（GPDs）という形容が多いようです．Creutzfeldt-Jakob病の2/3にPSDを認めます[24]．その他には肝性昏睡，無酸素脳症，薬物中毒，非けいれん性てんかん重積状態（後述）でもPSDを認めます．筆者らはSLE脳症で一過性のPSDを経験しました[25]．

4）長周期性全般性放電（periodic long-interval diffuse discharges；PLIDDs）

亜急性硬化性全脳炎（subacute sclerosing panencephalitis；SSPE）では長周期性（3秒前後）の多相性の全般性高振幅鋭徐波複合を認めます 図14．SSPEにおけるミオクローヌスに関連した放電です．

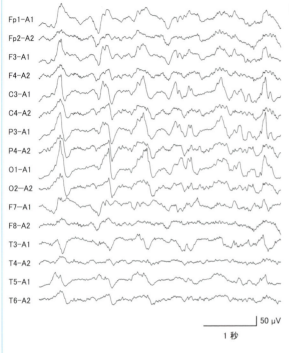

図11 PLEDs

左半球にPLEDsが出現しています.

（飛松省三. 4. 電気生理学的検査. 1. 脳波と脳磁図. 平山惠造, 監修. 廣瀬源二郎, 他, 編. 臨床神経内科学 改訂6版. 東京: 南山堂. 2016; p. 771-82[10]）

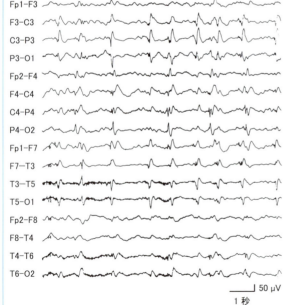

図12 BiPLEDs

両側半球に独立したPLEDsが出現しています.

（Brenner RP, et al. J Clin Neurophysiol. 1990; 7: 249-67[22]）

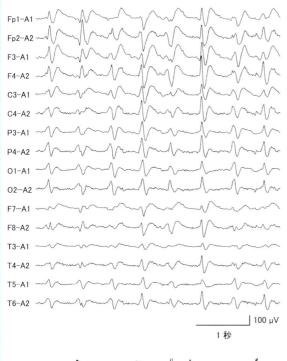

図13 Creutzfeldt-Jakob 病

両側同期性に鋭徐波複合(PSD)が周期的に出現しています.

(飛松省三. 4. 電気生理学的検査. 1. 脳波と脳磁図. In; 平山恵造. 監修. 廣瀬源二郎, 他, 編. 臨床神経内科学 改訂6版. 東京: 南山堂. 2016; p. 771-82[10]. 9章図5を再掲)

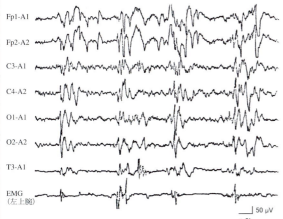

図14 亜急性硬化性全脳炎

13歳女児の脳波で, 4〜5秒の周期で高振幅鋭徐波複合を認めます. 左上腕二頭筋の筋電図からはミオクローヌス放電を認めます.

(Markand ON. J Clin Neurophysiol. 1984; 1: 357-407[13])

11-8 周期性脳波パターン

11-9 昏睡時における特殊な脳波パターン

　延髄障害では脳波は正常ですが，より吻側の脳幹（橋・中脳）障害では紡錘波や高振幅不規則徐波が出現し，意識障害も強くなります．間脳障害では高振幅不規則徐波が出現します．意識は病巣が小さければ清明なこともありますが，一般的には障害されます．

1）α昏睡（alpha coma）

　α昏睡は，昏睡患者の脳波にα波が優位である場合を指します 図15 [26]．心肺停止後（無酸素脳症，8～13 Hz，10～50 μV，びまん性で前頭部優位，外的刺激に無反応），中毒性脳症（α波にβ波が重畳），脳幹病変（後頭部優位のα波，感覚刺激や光刺激に反応）の3種類に分けられます[27]．多くは予後不良です．

2）β昏睡（beta coma）

　12～16 Hzのβ波にα，θ，δ活動がみられます 図16．深昏睡なら反応性は消失します．薬物中毒（ベンゾジアゼピン，バルビチュレート）で多くみられます．昏睡は可逆性で，予後も良好です．

3）θ昏睡（theta coma）

　θ波優位もしくは，α，δ波が重畳します．刺激に対して反応性に乏しく，α昏睡と同様に予後不良です 図17．

4）δ昏睡（delta coma）

　進行性脳症あるいは昏睡状態で高振幅の多形性δ，律動的δ，三相波様δなどが前頭部優位に出現します 図18．初期には反応性を示しますが，重篤になると無反応となります．皮質下白質の障害や代謝性脳症でみられます．

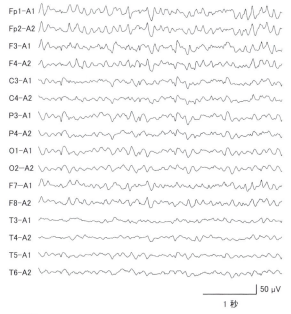

図15 α昏睡.

(飛松省三. 4. 電気生理学的検査, 1. 脳波と脳磁図. In; 平山惠造. 監修. 廣瀬源二郎, 他, 編. 臨床神経内科学 改訂6版. 東京: 南山堂; 2016. p. 771-82[10])

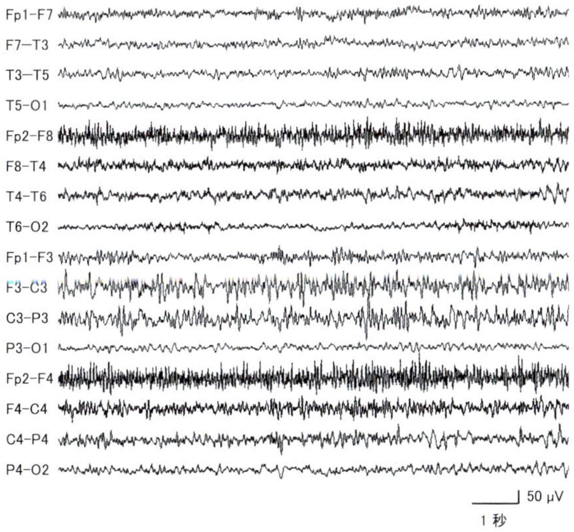

図16 β昏睡

(Husain AM. J Clin Neurophysiol. 2006; 23: 208-20[27])

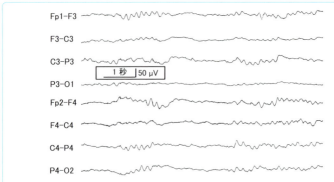

図17 θ昏睡

9歳男児で交通事故による頭部外傷で深昏睡の状態です．5 Hz の律動的 θ が前方優位で 1 Hz の δ に重畳して出現します．

（Synek VM. J Clin Neurophysiol. 1988; 5: 161-74[15]より一部改変）

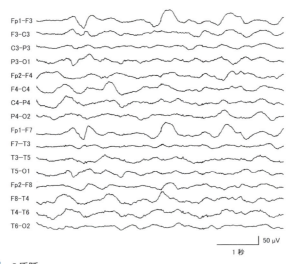

図18 δ昏睡

高振幅で 1.5～2 Hz 程度の δ 波が前方優位に出現します．

（Husain AM. J Clin Neurophysiol. 2006; 23: 208-20[27] より一部改変）

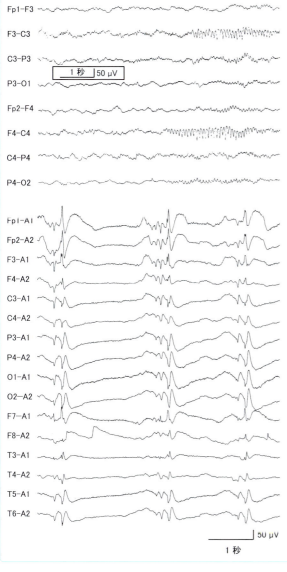

図19 紡錘波昏睡

18歳男性で脳挫傷直後にとられた脳波です．外的刺激でこの紡錘波は抑制されました．14日後に回復して退院しました．

（Synek VM. J Clin Neurophysiol. 1988; 5: 161-74[15]—部改変）

図20 群発・抑制パターン

（飛松省三．4. 電気生理学的検査．1. 脳波と脳磁図．In；平山惠造．監修．廣瀬源二郎，他，編．臨床神経内科学　改訂6版．東京：南山堂；2016. p. 771-82[10]）

11-9　昏睡時における特殊な脳波パターン

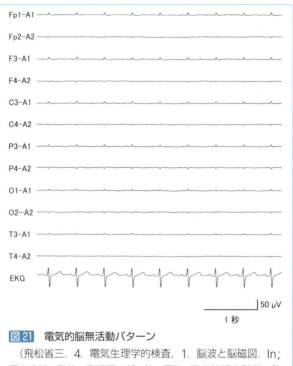

図21 電気的脳無活動パターン

（飛松省三．4．電気生理学的検査．1．脳波と脳磁図．In；平山惠造．監修．廣瀬源二郎，他．編集．臨床神経内科学　改訂6版．東京：南山堂；2016. p. 771-82[10]）

5）紡錘波昏睡（spindle coma）

　低振幅の θ, δ 波に加えて紡錘波が出現します図19．原因は様々です．頭部外傷研究では，視床以下で橋・中脳接合部付近の障害が原因とされています[27]．刺激によりK複合が出ることもあります．また，頭蓋頂鋭波もみられますが，レム睡眠はありません．紡錘波が出現することは大脳半球の機能が保たれていることを意味するので，刺激に対する反応性があれば予後はよいと判断されます．

6）群発・抑制パターン（burst suppression pattern）

同期性に不規則高振幅徐波複合が出現し，その間欠期では背景脳波が抑制され平坦となった状態です 図20．重篤な脳障害を示唆しますが，バルビツール系薬物中毒でも出現します[13]．

7）無反応性低振幅徐波パターン（low-voltage slow, nonreactive pattern）

心停止後に，低振幅で無反応性の脳波が出現します 図9．予後不良で，死亡するか植物状態となります．

8）電気的脳無活動（electrocerebral inactivity）

視察できる脳活動は 2 μV 以上です 図21．それ以下の活動は電気的ノイズと区別がつきません．この状態は脳波学的には最重度の障害で，刺激に対して無反応となります．薬物中毒と低体温は必ず鑑別する必要があります．法的脳死判定時には双極導出時には，電極間距離を少なくとも 7 cm 以上とり，感度を 4～5 倍（2.5/mm あるいは 2 μV/mm）にしても平坦であることを確認します．

● 文献

1. von Economo C. Sleep as a problem of localization. J Nerv Ment Dis. 1930; 71: 249-59.
2. Moruzzi G, Magoun HW. Brain stem reticular formation and activation of the EEG. Electrocephalogr Clin Neurophysiol. 1949; 1: 455-73.
3. Parvizi J, Damasio AR. Neuroanatomical correlates of brainstem coma. Brain. 2003; 126: 1524-36.
4. Pace-Schott EF, Hobson JA. The neurobiology of sleep, genetics, cellular physiology and subcortical networks. Nat Rev Neurosci. 2002; 3: 591-605.
5. Hobson JA, Pace-Schott EF. The cognitive neuroscience of sleep, neuronal systems, consciousness and learning. Nat Rev Neruosci. 2002; 3: 679-93.
6. Steriade M. Corticothalamic resonance, states of vigilance and mentation.

Neuroscience. 2000; 101: 243-76.
7. 小山純正. モノアミン・コリン作動性システムを中心とした睡眠・覚醒の制御. Brain Berve. 2012; 64: 601-10.
8. 加藤元博. 脳波の発生機序, 解剖と生理. 臨床神経生理学. 2005; 33: 221-30.
9. 飛松省三. 脳波リズムの発現機序. 臨床神経生理学. 2014; 42: 358-63.
10. 飛松省三. 4. 電気生理学的検査, 1. 脳波と脳磁図. In; 平山惠造, 監修. 廣瀬源二郎, 田代邦雄, 葛原茂樹, 編. 臨床神経内科学 改訂6版. 東京: 南山堂; 2016. p. 771-82.
11. 飛松省三. ここに目をつける！ 脳波判読ナビ. 東京: 南山堂; 2016.
12. 川村哲朗, 廣瀬源二郎. びまん性・多巣性脳障害. 臨床神経生理学. 2007; 35: 537-45.
13. Markand ON. Electroencephalography in diffuse encephalopathies. J Clin Neurophysiol. 1984; 1: 357-407.
14. Schwartz MS, Scott DF. Pathological stimulus-related show wave arousal responses. Acta Neurol Scandinav. 1978; 57: 300-4.
15. Synek VM. Prognostically important EEG coma patterns in diffuse anoxic and traumatic encephalopathis in adults. J Clin Neurophysiol. 1988; 5: 161-74.
16. Kaplan PW. The EEG in metabolic encephalopathy and coma. J Clin Neurophysiol. 2004; 21: 307-18.
17. Hirsch LJ, LaRoche SM, Gaspard N, et al. American clinical neurophysiology Society's standardized critical care EEG terminology 2012 version. J Clin Neurophysiol. 2013; 30: 1-27.
18. Foley JM, Watson CW, Adams RD. Significance of the electroencephalographic changes in hepatic coma. Trans Am Neurol Assoc. 1950; 51: 161-5.
19. Bickford RG, Butt HR. Hepatic coma: The electroencephalographic pattern. J Clin Invest. 1955; 34: 790-9.
20. Schäuble B, Castillo PR, Boeve BF, et al. EEG findings in steroid-responsive encephalopathy associated with autoimmune thyroiditis. Clin Neurophysiol. 2003; 114: 32-7.
21. Schmidt SE, Pargeon K, Frechette ES, et al. Extreme delta brush. A unique EEG pattern in adults with anti-NMDA receptor encephalitis. Neurology. 2012; 79: 1094-100.
22. Brenner RP, Schaul N. Periodic EEG patterns. Classification, clinical correlation, and pathophysiology. J Clin Neurophysiol. 1990; 7: 249-67.
23. Chatrian GE, Shaw C-M, Leffman H. The significance of periodic lateralized epileptiform discharges in EEG, An electrographic, clinical and

pathological study. Electroenceph clin Neurophysiol. 1964; 17: 177-93.
24. Wieser HG, Schindler K, Zumsteg D. EEG in Creutzfeldt-Jakob disease. Clin Neurophysiol. 2006; 117: 935-51.
25. 重松淳哉, 大石文芽, 三好克枝, 他. 脳波上, periodic short-interval diffuse discharges を認めた CNS ループスの 1 例. 臨床脳波. 2000; 42: 408-10.
26. Westmoreland BF, Klass DW, Sharbrough FW. Alpha-coma. Electroencephalographic, clinical, pathologic, and etiologic correlations. Arch Neurol. 1975; 32: 713-8.
27. Husain AM. Electroencephalographic assessment of coma. J Clin Neurophysiol. 2006; 23: 208-20.

12章 認知症

　認知症とは，一度正常に達した認知機能が後天的な脳の障害によって持続性に低下し，日常生活や社会生活に支障をきたすようになった状態を指します．しかもそれが意識障害のないときにみられます．認知症の中核症状は，記憶障害をはじめとする認知機能障害であり，周辺症状は幻覚，妄想等の心理症状と脱抑制等の行動異常からなります．認知症の中核症状と周辺症状を合わせたものが認知症症状です[1-3]．本邦では Alzheimer 病（AD）が最も多く，次いで血管性認知症（vascular dementia；VaD）やレビー小体型認知症（DLB）の頻度が高いと報告されています[1]．

　認知症の診断には病歴，現症，身体所見，神経心理検査，血液検査，画像検査等で鑑別診断を行います[1-3]．また，治療可能な認知症の発見に努め，せん妄，うつ病（偽性認知症），妄想性障害，薬剤誘起性障害を除外する必要があります．VaD の確認に MRI 等の画像所見は有用です．AD では早期から MRI で側頭葉内側部の萎縮，機能画像所見（^{18}FDG-PET，SPECT）で楔前部から帯状回後部にかけての糖代謝低下あるいは脳血流低下を認め補助診断として有用ですが，^{18}FDG-PET は認知症診断の保険適用はありません．^{11}C-PiB-PET によるアミロイド PET も AD の診断には有用ですが，保険適用ではありません．脳脊髄液検査（CSF）は，慢性の髄膜脳炎等の頭蓋内疾患の鑑別に有用です．AD の補助診断として CSF タウ上昇と Aβ42 蛋白の低下，および Creutzfeldt-Jakob 病（CJD）の補助診断として 14-3-3 蛋白の出現は診断的価値が高いのですが，現時点では，保険適用外検査です．

　脳波は，古くから AD の電気生理診断として使われてきました[4,5]．しかし，日本神経学会編認知症疾患治療ガイドライン 2010 では[1]，DLB の診断基準改訂版の支持的特徴の中に「脳波で徐波化および側頭葉の一過性鋭波」[6]という記載が，またプリオン病（CJD）の解説の中で，脳波が「ミオクローヌス出現時期に，周期性同期性放電（periodic synchronous discharge；PSD）を認めることが多い」と記載されているだけで，認知症における脳波の意義に関する記載はほとんどありません．脳波は，非侵襲的で安価，簡便，繰り返しできる検査法です．欧州神経学会連合（EFNS）の認知症ガイドラインでは，限定的ながらも脳波に言及しています．そのあらましは次の通りです[3]．「脳波は，AD や主観的記憶障害，精神疾患の鑑別の助けになることがある．AD の臨床症状が非定型的な場合にはその鑑別のために記録することが推奨される．CJD の初期

診断には有用な情報を与えるし，中毒・代謝性疾患，一過性てんかん性健忘などのてんかん疾患の存在を示唆することがある．α波のパワー値低下，θ波のパワー値増加や平均周波数の低下はADによくみられるが，十数％の症例では正常なことがある．脳波による健常者とADの正確な診断オッズ比は7〜219であり，報告によるバラツキが大きい．脳波のびまん性異常所見は直ちにADかどうかは言えないが，びまん性かつ局所性異常はADあるいは他の認知症を示唆する」．このように現時点では，認知症における脳波の有用性に関しては，一定の結論が得られていません．しかし，使い方によっては，脳波は認知症の鑑別に有用なことがあります．そこで，本章では，脳波と認知症の病態生理に焦点を絞って解説します．

ポイント

- ✓ 認知症の補助診断として，MRI，SPECT，PET，脳脊髄液検査が重要です．
- ✓ 脳波は認知症スクリーニングのルーチン検査ではありませんが，アルツハイマー病の診断が疑問視されるときは，行うべきです．
- ✓ レビー小体型認知症，中毒・代謝性・炎症性脳症，Creutzfeldt-Jakob病，側頭葉てんかんが疑われるときは，考慮してください．

12-1 アルツハイマー病（AD）の脳波異常

　認知機能症障害に加えて感情や意欲の障害，幻覚・妄想・徘徊・興奮などの精神症状・行動障害がみられます．初期からα波の異常が出現し，背景活動の徐波化が目立ちます[4,5,7,8] 図1，図2．経過も大事で，症状が進行すると異常の程度が強くなります 図2，図3．脳波所見をどう解釈するかですが，背景活動の徐波化は，AD診断を支持します．しかし，正常脳波であってもADは否定できません．もし，認知機能低下のみの70歳の患者で脳波が正常ならADが疑われ，DLB，VaD，CJDは否定的です[7]．もし，認知機能低下に加えて精神症状のある60歳の患者で脳波がびまん性に高度異常なら，ADは否定的で，他の疾患を考慮しなければなりません[7]．

12-2 レビー小体型認知症（DLB）の脳波異常

　臨床的には動揺性の認知機能，リアルな幻視，パーキンソニズムを特徴とします．DLB では AD よりも異常の程度が強いことが指摘されています[7,9]．α波の消失，前頭部間欠性律動性δ活動（FIRDA），側頭部での一過性徐波（θ，δ波）が目立ちます．前述のごとく，DLB の診断基準の支持的特徴として「脳波で徐波化および側頭葉の一過性鋭波」が入っています[6]．筆者が注目しているのは，刺激に対する反応性の低下です[9,11]．開眼や光刺激において DLB では，AD に比べてα波や徐波の反応性の低下が目立ちます図4．認知

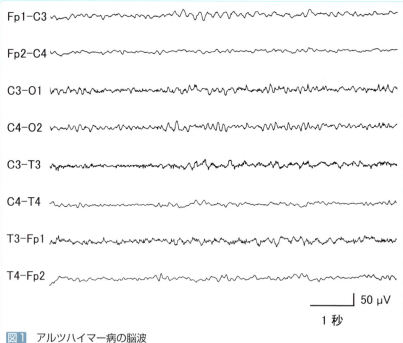

図1 アルツハイマー病の脳波
　75 歳男性で，背景活動の徐波化と組織化が不良です．左側頭部に局所性徐波も認めます．（Markand ON. J Clin Neurophysiol. 1984; 1: 357-407[8]）

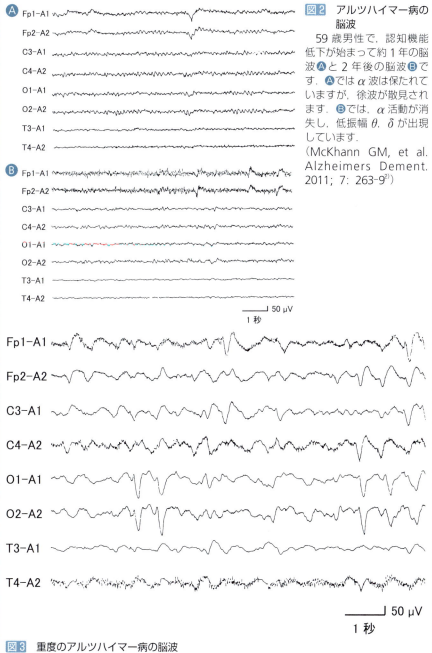

図2 アルツハイマー病の脳波
59歳男性で，認知機能低下が始まって約1年の脳波Ⓐと2年後の脳波Ⓑです．Ⓐではα波は保たれていますが，徐波が散見されます．Ⓑでは，α活動が消失し，低振幅θ，δが出現しています．
(McKhann GM, et al. Alzheimers Dement. 2011; 7: 263-9[2])

図3 重度のアルツハイマー病の脳波
80歳男性で，11年の経過です．α波は消失しています．背景活動の著明な徐波化と鋭波が混入しています．組織化が不良です．左側頭部に局所性徐波も認めます．CJDとは異なり，鋭波は周期性をとらず，不規則に出現します．
(Markand ON. J Clin Neurophysiol. 1984; 1: 357-407[8])

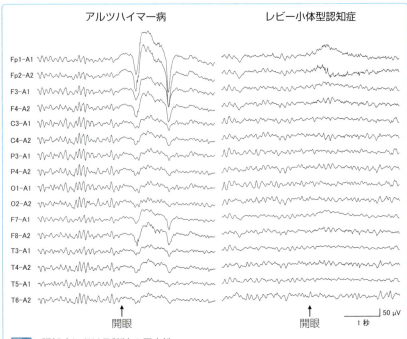

図4 認知症における脳波の反応性
　AD では背景活動に徐波が混入しています．優位律動は開眼で抑制されます．一方，DLB では，優位律動が遅くなり，これに徐波が混入しています．さらに優位律動や背景活動は開眼で抑制されません．
（飛松省三．Medical Technology．2014; 42: 530-6[11]．まち神経内科クリニック・町ミチ先生提供）

症でも進行すると開眼や光刺激などに対する反応性が低下してきますので，注意深く観察してください．

12-3 前頭側頭葉変性症（FTLD）の脳波異常

　性格変化と社会的行動の障害が目立ちます．Pick 病を始めとする FTLD では，初期には異常がありません．進行しても異常の程度は軽度です．脳波異常が出現しにくい理由の一つとして，主病変が前頭葉・側頭葉にあるから

と考えられています[7-9]．認知症初期に脳波異常がない場合は，AD よりも FTLD の可能性が高くなります[7-9]．

12-4 血管性認知症（VaD）の脳波異常

　認知機能がまだらに低下します．もの忘れは比較的軽く，病識があります．情動失禁や，運動麻痺，感覚麻痺，仮性球麻痺などの局所神経症状を伴います[1]．画像で梗塞や出血などの脳血管障害がみられます．脳波では，大血管の脳梗塞の場合，局所性脳波異常を認めます[7]．一方，皮質下の小血管の梗塞の場合は，びまん性の背景活動の徐波化を認めます[7]．このような所見は AD でもよくみられますので，脳波よりも MRI の方が VaD の鑑別には有用です．

12-5 Creutzfeldt-Jakob 病（CJD）の脳波異常

　主に成人〜老年期に発症し，非常に急速に進行する認知症に加えて，ミオクローヌス，構音障害・歩行障害等の小脳症状，錐体路症状，錐体外路症状，視覚異常等の神経症候を合併し，無動性無言となります[1]．病初期の脳波所見は，優位律動の徐波化および不規則化がみられます．ミオクローヌスが出現する病期になると，PSD が出現し，病末期では PSD は消失し脳波は平坦化します 図5．PSD は古典型孤発性 CJD に特徴的です[12,13]．

12-6 鑑別すべき他の神経疾患

1）てんかん性一過性健忘症（transient epileptic amnesia）

　てんかん性一過性健忘症は，Zeman ら[14]により 1988 年に報告されました．この疾患は，①症状出現時に記憶障害以外の認知機能が保持されている，②脳波，併発する他の発作症状の存在，抗てんかん薬への反応性からてんかんと診断できる，③側頭葉内側のてんかん性放電，を主徴とします 図6．最近，

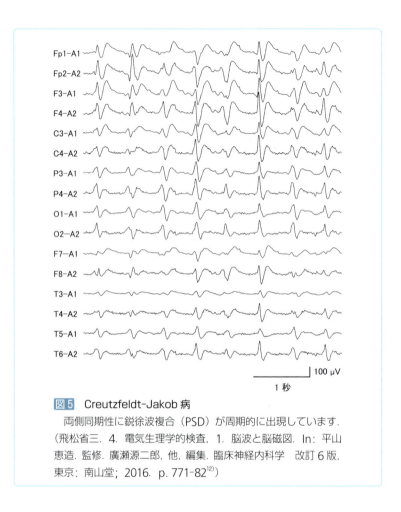

図5 Creutzfeldt-Jakob病
　両側同期性に鋭徐波複合（PSD）が周期的に出現しています．
（飛松省三．4．電気生理学的検査．1．脳波と脳磁図．In：平山惠造．監修．廣瀬源二郎，他，編集．臨床神経内科学　改訂6版．東京：南山堂；2016. p. 771-82[12]）

高齢者のてんかんが増えており[15]，認知症との鑑別に脳波は重要です．高齢者のてんかんは，非けいれん性発作が特徴で，少量の抗てんかん薬服用で発作抑制効果があります[16]．複雑部分発作が多いのですが，自動症はあまり目立たず，発作後のもうろう状態が遷延します．

2）橋本脳症

甲状腺機能が正常あるいは補正しているにも関わらず精神神経症状をきた

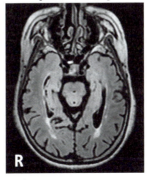
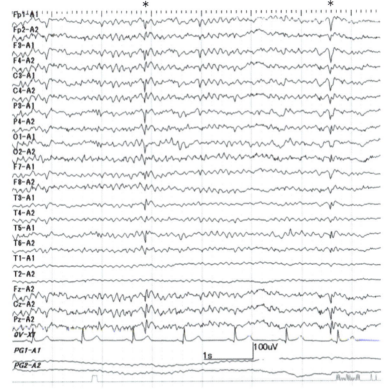

図6 てんかん性一過性健忘症のMRIと脳波所見
　MRIでは非特異的白質異常以外，海馬を含めて異常ありません（上）．
　脳波では，左側頭部からてんかん性放電が頻発していました（下，＊印）．典型的な耳朶の活性化による側頭葉てんかんの所見です．
　（福岡山王病院・てんかん・すいみんセンター長・重藤寛史先生のご厚意による）

します．抗甲状腺抗体による自己免疫性の脳症であり，けいれん，昏迷，ミオクローヌス，認知症，昏睡，錐体路徴候，小脳失調など多彩な神経症状を呈します．ステロイドに対して良好な反応を示すのも特徴の一つです．背景活動の徐波化，光感受性，三相波，FIRDA，発作波，周期性鋭波パターンなど多彩な脳波所見を示します 図7 [17]．

3）自己免疫性脳炎

NMDA 受容体抗体，抗 VGKC 抗体，抗 AMPA 受容体抗体による自己免疫性のメカニズムによって辺縁系症状をきたす疾患です．精神症状，けいれん発作，不随意運動など多彩な神経症状を示します[16]．50％にてんかん発作波がみられます．NMDA 受容体抗体脳炎では，"Extreme delta brush" という特徴的な脳波所見を認めます 図8 [18]．これは，重篤な障害を示唆し，回復に時間がかかる所見です．

4）パーキンソン症候群

進行性核上性麻痺（PSP），大脳皮質基底核変性症（CBD），多系統萎縮症，DLB などがあります．脳波の変化は，初期には軽微です．PSP と CBD の初期の脳波を比較検討した筆者ら[19]の研究では，背景活動はほぼ正常で，両疾患とも FIRDA を認めました．一方，CBD では，局所性の徐波（病変側により強い）を認めました 図9．いずれも非特異的な脳波所見ですが，臨床診断をする際の補完的情報となります．

5）ハンチントン舞踏病（HD）

HD の覚醒時脳波は，比較的早期に α 律動の減少または消失がみられ，速波と徐波を主とする低電位パターンをとることが特徴とされています 図10 [20]．その機序として，大脳皮質神経細胞の電気活動の同期性の障害が指摘されています[21]．また，発症前 HD では 7〜8 Hz の帯域の振幅低下が報告されています[22]．大脳基底核が間接的にしろ，脳波の同期性に影響を及ぼしている可能性があります．

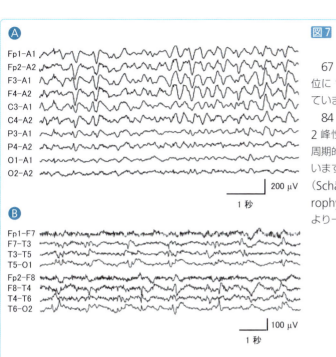

図7 ステロイド反応性の橋本脳症の脳波

67歳男性の脳波❹．前頭部優位に1～2 Hzの三相波が出現しています．

84歳女性❺．両側に独立した2峰性の棘波あるいは鋭波が偽周期的（約2～3 Hz）に出現しています．

(Schäuble B, et al. Clin Neurophysiol. 2003; 114: 32-7[17]より一部改変)

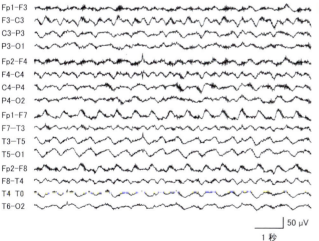

図8 Extreme delta brush

NMDA受容体抗体陽性の19歳男性で，ジスキネジア，けいれん，昏睡状態を呈しました．2-2.5 Hzの律動性δに律動性β活動が重畳しています．

(Schmidt SE, et al. Extreme delta brush. Neurology. 2012; 79: 1094-100[18]より一部改変)

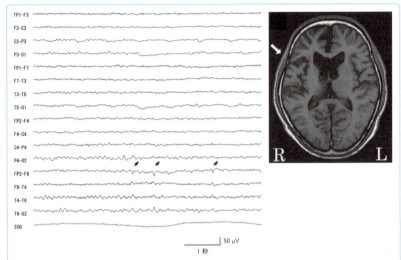

図9 大脳皮質基底核変性症（50歳，男性）の脳波（左）とMRI（右）

脳波では，右前側頭部に局所性徐波を認めます（黒矢印）．MRIでは同部の萎縮を認めます（白矢印）．

（Tashiro K, et al. Clin Neurophysiol. 2006; 117: 2236-42[19]より一部改変）

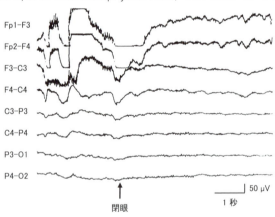

図10 ハンチントン舞踏病の脳波

家族歴がある男性で，11年後に死亡しました．剖検では，典型的な病理像を示しました．脳波をとった時は，歩行異常と舞踏病様運動を認めています．ごくわずかのα波を認めますが，10μV以下の低振幅です．（Scott DF, et al. J Neurol Neurosurg Psychiatr. 1972; 35: 97-102[20]より一部改変）

●文献

1. 日本神経学会,監修.「認知症疾患治療ガイドライン」作成合同委員会,編.認知症疾患治療ガイドライン 2010.東京:医学書院;2010.
2. McKhann GM, Knopman DS, Chertkow H, et al. The diagnosis of dementia due to Alzheimer's disease, recommendations from the National Institute on Aging-Alzheimer's Association workgroups on diagnostic guidelines for Alzheimer's disease. Alzheimers Dement. 2011; 7: 263-9.
3. Hort J, O'Brien JT, Gainotti G, et al. EFNS guidelines for the diagnosis and management of Alzheimer's disease. Eur J Neurol. 2010; 17: 1236-48.
4. Tsolaki A, Kazis D, Komoatsiaris I, et al. Electroencephalogram and Alzheimer's disease, clinical and research approaches. Int J Alzheimers Dis. 2014; 2014: 349249.
5. Micanovic C, Pal S. The diagnostic utility of EEG in early-onset dementia. a systematic review of the literature with narrative analysis. J Neural Transm. 2014; 121: 59-69.
6. McKeith IG, Dickson DW, Lowe J, et al. Consortium on DLB, Diagnosis and management of dementia with Lewy bodies: third report of the DLB Consortium. Neurology. 2005; 65: 1863-72.
7. Gouw AA, Stam CJ. Electroencephalography in the differential diagnosis of dementia. Epileptologie. 2016; 33: 173-82.
8. Markand ON. Electroencephalography in diffuse encephalopathies. J Clin Neurophysiol. 1984; 1: 357-407.
9. Lee H, Brekelmans GJF, Roks G. The EEG as a diagnostic tool in distinguishing between dementia with Lewy bodies and Alzheimer's disease. Clin Neurophysiol. 2015; 126: 1735-9.
10. 飛松省三.脳のゆらぎ・同期・オシレーション E.臨床応用 4.認知症.Clin Neurosci. 2014; 32: 814-7.
11. 飛松省三.脳波検査の基礎知識.Medical Technology. 2014; 42: 530-6.
12. 飛松省三.4.電気生理学的検査,1.脳波と脳磁図.In:平山惠造.監修.廣瀬源二郎,田代邦雄,葛原茂樹,編集.臨床神経内科学 改訂6版,東京:南山堂;2016. p. 771-82.
13. Wieser HG, Schindler K, Zumsteg D. EEG in Creutzfeldt-Jakob disease. Clin Neurophysiol. 2006; 117: 935-51.
14. Zeman AZJ, Boniface S, Hodges JR. Transient epileptic amnesia, a description of the clinical and neuropsychological features in 10 cases and a review of the literature. J Neurol Neurosurg Psychiatr. 1998; 64: 435-43.
15. Stephan H. Epilepsy in the elderly: facts and challenges. Acta Neurol Scand. 2011; 124: 223-37.

16. 日本てんかん学会, 編. てんかん専門医ガイドブック. 東京: 診断と治療社; 2014. p. 30-4.
17. Schäuble B, Castillo PR, Boeve BF, et al. EEG findings in steroid-responsive encephalopathy associated with autoimmune thyroiditis. Clin Neurophysiol. 2003; 114: 32-7.
18. Schmidt SE, Pargeon K, Frechette ES, et al. Extreme delta brush, A unique EEG pattern in adults with anti-NMDA receptor encephalitis. Neurology. 2012; 79: 1094-100.
19. Tashiro K, Ogata K, Goto Y, et al. EEG findings in early-stage corticobasal degeneration and progressive supranuclear palsy, A retrospective study and literature review. Clin Neurophysiol. 2006; 117: 2236-42.
20. Scott DF, Heathfield KWG, Toone B, et al. The EEG in Huntington's chorea, a clinical and neuropathological study. J Neurol Neurosurg Psychiatr. 1972; 35: 97-102.
21. 落合 淳, 加藤元博, 岩下 宏. ハンチントン舞踏病およびウィルソン病患者における低電位脳波の検討——睡眠時の変化について——. 臨床脳波. 1988; 30: 264-8.
22. Ponomareva N, Klyushnikov S, Abramycheva N, et al. Alpha-theta border EEG abonormalities in preclinical Huntington's disease. J Neurol Sci. 2014; 344: 114-20.

13章 パーキンソン病と不随意運動

　パーキンソン病は，60〜70歳に多い神経変性疾患です．初発症状は安静時振戦といわれる手の震えや，小股歩行などからだの動きが遅く鈍くなるのが特徴的です．パーキンソン病の診断の要点は，①安静時振戦，固縮，無動，姿勢反射障害のうち少なくとも2つが存在すること，②頭部CTまたはMRI所見に原則として明らかな異常を認めないこと，③感染，薬物などによるパーキンソン症候群を除外できること，④L-ドーパまたはドパミンアゴニストにて明らかな症状の改善を認めることの4点です[1-3]．原因は中脳の黒質線条体の異常で，ドパミンが不足して起こります．したがって，脳にドパミンを補充できるL-ドーパあるいはそのアゴニストなどを使う薬物治療が基本となります[1]．

　初期のパーキンソン病と類縁疾患（進行性核上性麻痺，大脳皮質基底核変性症，線条体黒質変性症，多系統萎縮症，レビー小体病など）の鑑別に有用な所見としては，①発症時ないし病初期における転倒，②L-ドーパに対する反応性不良，③発症時において症状が対称性であること，④早い進行（3年間でHoehn and Yahr stage Ⅲに到達），⑤振戦を認めない，⑥自律神経障害，などが挙げられます[4]．

ポイント

- ✓ 大脳基底核の機能と不随意運動を呈する疾患について概説しました．
- ✓ ハイパー直接路，直接路，間接路の3つのシステムで随意運動の開始と終止を規定しています．
- ✓ 機能的MRIを用いた大脳基底核-運動皮質回路の解析がパーキンソン病の病態解析に有用です．
- ✓ 表面筋電図による不随意運動の診断・鑑別についてもまとめました．

13-1 大脳基底核の神経回路とその機能

　大脳基底核は，大脳皮質と視床，脳幹を結びつけている神経核の集まりです．4つの神経核がその構成要素で，①線条体は尾状核と被殻，②淡蒼球は外節と内節，③視床下核，④黒質は，網様部と緻密部，からなります．哺乳類

の大脳基底核は運動調節，認知機能，感情，動機づけや学習など様々な機能を担っています．大脳基底核で処理された情報は，一部は脳幹に下行するものの，大部分は視床を介して前頭葉を中心に大脳皮質に戻ります．したがって，「大脳皮質→大脳基底核→視床→大脳皮質」というループが形成されています．運動野（一次運動野・補足運動野・運動前野）から始まって運動野に戻るループを運動系ループ（motor loop）と呼び，四肢の運動を制御しています[5]．

　大脳基底核を構成する核のうち線条体と視床下核が大脳基底核の入力部で，大脳皮質の広い領域から興奮性入力を受けています．一方，淡蒼球内節と黒質網様部が出力部であり，視床，脳幹に投射しています．黒質緻密部は，ドパミン作動性ニューロンより構成されており，主に線条体に投射しています．ドパミンは線条体の直接路ニューロンに対しては，D1受容体を介して興奮性に，間接路ニューロンに対しては，D2受容体を介して抑制性に働きます．

　大脳基底核の運動系ループは，ハイパー直接路（hyperdirect pathway），直接路（direct pathway），間接路（indirect pathway）から構成されています図1[5]．この3つを介する信号は，必要な運動を適切なタイミングで引き起こすとともに，不要な運動を抑制するのに役立っています．ハイパー直接路は，大脳皮質から入力を受けた視床下核ニューロンが直接，淡蒼球内節・黒質網様部に投射している経路です．大脳皮質からの興奮性入力を，直接路，間接路よりも速く，淡蒼球内節・黒質網様部に投射しています．直接路は，線条体の投射ニューロンのうち，GABA，サブスタンスP，ドパミンD1受容体をもっているニューロンが直接，淡蒼球内節・黒質網様部に投射している経路です．間接路は，線条体の投射ニューロンのうち，GABA，エンケファリン，ドパミンD2受容体をもっているニューロンが直接，淡蒼球外節に投射し，淡蒼球外節から視床下核を経由して多シナプス性に淡蒼球内節・黒質網様部に至る経路です．

　大脳基底核の出力部である淡蒼球内節・黒質網様部は，GABA作動性の抑制性ニューロンから構成されています．高頻度（数十Hz）で持続的に発射していますので，投射先である視床や脳幹のニューロンは，常に抑制された状

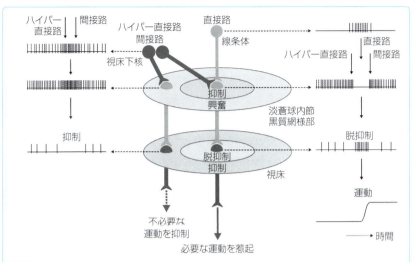

図1　3つの大脳基底核経路

　随意運動の際の線条体，視床下核，淡蒼球内節・黒質網様部，視床の活動性の時間的変化を図の両側に，空間的分布を図の中央に示します．直接路は，淡蒼球内節・黒質網様部のうち，必要な運動に関連している領域（中央部分）を抑制し，その結果，視床を脱抑制することによって必要な運動運動のみを引き起こします．ハイパー直接路・間接路は，淡蒼球内節・黒質網様部に，時間的・空間的に広い興奮をもたらします．その結果，視床の中央部においては，運動の開始と終了を明確化するとともに，視床の周辺部においては抑制を強め，不要な運動を抑制しています．興奮性ニューロンは赤で，抑制ニューロンを青で示します．
　（南部 篤．大脳基底核疾患の病態生理．In: 辻 省次，他，編．パーキンソン病と運動異常．アクチュアル脳・神経疾患の臨床．東京: 中山書店; 2013. p. 12-20[5]）

態にあります．大脳皮質からの入力によって，線条体ニューロンが活動すると，線条体-淡蒼球内節・黒質網様部は抑制性なので，淡蒼球内節と黒質網様部ニューロンは一次的に抑制されます．その結果，出力部からの連続した抑制が一次的に除かれ（脱抑制），投射先である視床ニューロンやその先にある大脳皮質が興奮しますので，必要な運動が引き起こされます．一方，ハイパー直接路や間接路は，淡蒼球内節・黒質網様部に興奮性の作用をもたらし，視床ニューロンに対する抑制を強めるように働きます．ハイパー直接路を介した情報が視床の活動を抑制し，次に直接路を介した情報が脱抑制し，最後に

間接路を介した情報が抑制することになります．これにより，ハイパー直接路と間接路は，直接路によって引き起こされる運動の開始と終止を明確にします．

　これら3つの経路は時間的に働くばかりでなく，空間的にも働いています図1[5]．直接路は視床の限られた領域を脱抑制するのに対し，ハイパー直接路や間接路のように視床下核を経由する経路は，淡蒼球内節・黒質網様部の広い領域を興奮させます．その結果，視床の広い領域を抑制することになります．つまり，ハイパー直接路や間接路を介する信号は，引き起こされる運動とは関わらない視床の周辺領域を抑制し，不要な運動を抑制することになります．

13-2　運動寡少症と運動過多症

　パーキンソン病は運動寡少症（hypokinetic disorder）に，ハンチントン舞踏病は運動過多症（hyperkinetic disorder）に分類されます．大脳基底核疾患の病態は，ハイパー直接路・直接路・間接路の活動性のバランスが崩れ，大脳基底核の出力部の発射頻度が変化することにより，説明できます図2[5]．

　パーキンソン病の場合，黒質緻密部のドパミン作動性ニューロンが変性・脱落し，ドパミンによる線条体の直接路ニューロンへの興奮性入力と，間接路ニューロンへの抑制性入力がなくなります．その結果，運動遂行時に大脳皮質から線条体に入力が入っても，直接路ニューロンが十分に興奮しません．一方，間接路ニューロンが大きく興奮するようになります．このような変化によって，淡蒼球内節の抑制が減少し，また周辺の興奮性が増大し，その結果，視床を十分，脱抑制できなくなり，運動減少となります．ハンチントン舞踏病では線条体の間接路ニューロンが脱落し，間接路を介するシグナルが減少します．これらの経路は運動を明確に終止したり，不必要な運動を抑制する機能をもっているので，運動過多になります．バリズムは，視床下核の出血で起こり，ハイパー直接路・間接路を介する信号が減少します．ジストニアの場合は，直接路の活動性亢進により，淡蒼球内節・黒質網様部の抑制が亢進し，その結果，視床の脱抑制が亢進し，運動過多を生じます．

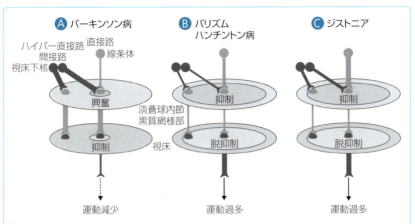

図2 大脳基底核疾患の病態生理

 大脳基底核のダイナミックな活動変化で疾患の状態を説明できます．活動性の亢進・低下を，投射の太さで示しています．図1にあるように，健常者では，大脳基底核からの入力を受けた視床は，運動野に対して興奮性入力となります．ところが，パーキンソン病の場合は，直接路の活動低下，ハイパー直接路・間接路の活動性亢進により，淡蒼球内節・黒質網様部の抑制が減少します．その結果，視床の脱抑制が減少し，運動を起こせなくなり，運動減少（無動）を生じますⒶ．バリズム，ハンチントン病の場合は，視床下核から淡蒼球内節・黒質網様部への興奮性入力が減少します．その結果，運動を明確に終止したり，不必要な運動を抑制できなくなり，運動過多（不随意運動）を生じますⒷ．ジストニアの場合は，直接路の活動性亢進により，淡蒼球内節・黒質網様部の抑制が亢進します．その結果，視床の脱抑制が亢進し，運動過多（不随意運動）を生じますⒸ．

（南部 篤．大脳基底核疾患の病態生理．In: 辻 省次，他，編．パーキンソン病と運動異常．アクチュアル脳・神経疾患の臨床．東京: 中山書店．2013; p. 12-20[5]）

13-3 機能的 MRI による大脳基底核のネットワーク解析

 ヒトの脳活動の際には，個々の領域が単独で働くのではなく，いくつかの部位が連携してシステムとして活動することが知られています．機能的 MRI（fMRI）に，ネットワーク解析を加えることにより，ヒトの脳のシステム活動を非侵襲的に探索できます[6]．

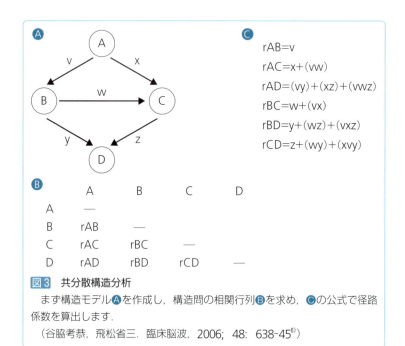

図3 共分散構造分析
まず構造モデル🅐を作成し，構造間の相関行列🅑を求め，🅒の公式で径路係数を算出します．
（谷脇考恭，飛松省三．臨床脳波，2006; 48: 638-45[6]）

1）共分散構造分析

　ネットワーク解析によく用いられる方法として共分散構造分析（別名として構造方程式モデリング，structural equation modeling; SEM）があります図3[7-9]．これは観測変数間の分散・共分散の構造を分析することにより，社会現象や自然現象を理解する統計的アプローチです．この方法の利点としては，①分析者自身がモデルを作成できる，②因果関係以外に誤差を想定しているので，正確な分析が可能，③因果関係を間接効果と直接効果に分けて扱うことができる，などがあります．脳機能画像に応用した場合は，①解剖に基づくモデル作成，②モデル内構造同士の共分散（相関）行列の作成，③パス係数の計算となります．パス係数とは原因側の変数が結果側の変数に対して与えている因果的な影響力の大きさを全体として評価するための指標です[7]．

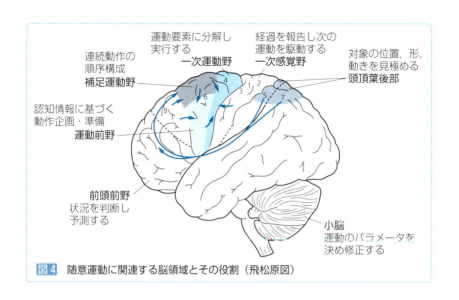

図4 随意運動に関連する脳領域とその役割（飛松原図）

2）パーキンソン病の逆説的歩行と運動ループ

　平地や何もない床の上で"すくみ"がひどくて全く歩けないパーキンソン病の患者さんが，階段となると"スタスタ"と昇り降りができたり，平地では，障害物が目の前にほぼ等間隔にあると，その障害物を一つ一つ跨ぎながら上手に歩ける，という奇妙な事実があります．これはパーキンソン病に特異的に見られる「逆説的歩行（kinesia paradoxa）」と呼ばれる現象です[2]．随意運動の実行には補足運動野と運動前野が重要です図4．補足運動野は運動制御において一次運動野とは異なる固有の役割（例えば，自発的な運動の開始，異なる複数の運動を特定の順序に従って実行する）を担っています．一方，運動前野は感覚情報に基づく運動，運動の企画，運動の準備，他者の運動内容の理解等に関連して，脳幹や脊髄に直接投射をしており運動の実行に関与します．筆者たちは，このパーキンソン病の逆説的歩行からヒントを得て，自己ペースと外的ペースでは，大脳基底核-視床-運動皮質の機能連関が変化するのではないかと考えました．すなわち，随意運動が障害（すくみ）されているのは，大脳基底核と補足運動野の機能連関が低下しているのでは

ないかと推測しました．一方，外的ペースでの運動が保たれている現象は，感覚情報を基にする運動前野と大脳基底核の機能連関が比較的保たれているためではないかと推測しました．そこで，自己ペースと外的ペースをさせたときの，大脳皮質-大脳基底核運動回路の可視化を試みました．その作業仮説は，健常人では「自己ペースと外的ペースの基底核回路は異なる」，パーキンソン病では健常高齢者に比べ「外的ペースに比べて自己ペースのほうが回路の障害度が強い」です．

3）自己・外的ペースの異なる回路

　前述したように，大脳基底核は大脳皮質運動野と回路を形成して運動調節を行います．この障害により，不随意運動を主体とする運動異常症を引き起こします．その中でパーキンソン病を代表とする運動減少症，および舞踏病などの運動過多症の病態生理は，サルを対象とした電気生理学的検討より，大脳基底核運動回路の機能変化でモデル化されています 図1, 図2 [10]．最近，運動異常症でも小脳などの機能異常が報告されており [11,12]，小脳回路も含めた運動回路の検討が不可欠です．しかしながら実際にヒトで，これらの回路全体がどのように活動するかは検討されていませんでした．そこで筆者らは，fMRIとネットワーク解析とを組み合わせて大脳基底核運動回路と小脳-大脳運動回路の可視化を試みました [13,14]．

　まず，右利きの若年健常人12例を対象とし，課題は左手指の複雑連続運動 図5 を40秒間繰返させました．これを自分のペース（できるだけ遅く，少し遅く，自分のペース，少し速く，できるだけ速く）および外的ペース（メトロノームで0.5, 1, 2, 3, 4 Hzのペースを与える）で行い，休息-運動-休息-運動のブロックデザインとし，fMRIを行いました．左手を使った理由は，非利き手の方が利き手より変化が出やすいという過去のPET研究に基づいています [15]．fMRIは1.5 T（Siemens, Symphony）を用い，撮像条件はTR 4 s, TE 50 ms, flip angle 90°，1スキャン32スライス，スライス幅3 mm, Matrix 64×64としました．1セションは400（100スキャン）で1エポックは40秒（10スキャン）．解析はSPM2を用い，位置補正，標準化，平滑化の後にグループ化してパラメトリック解析を行い，運動頻度に相関して活性化する

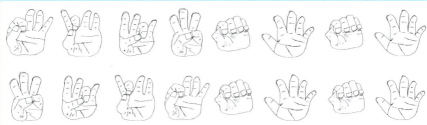

図5 左手の複雑指配列運動

母指から順に示指，中指，薬指，小指を合わせ，2回グーパーを作り，再び母指に小指，薬指，中指，示指を合わせる運動です．

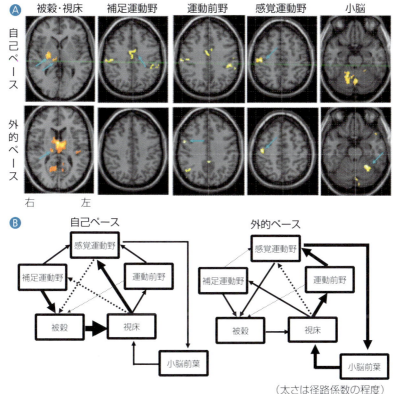

図6 ❹複雑指配列運動時に運動頻度に相関する部位（若年健常人）

自己ペースでは運動させた手指と対側の大脳基底核（被殻），視床，補足運動野，1次感覚運動野が，外的ペースでは運動前野と1次感覚運動野が運動頻度に相関して活性化されました．

❺基底核運動路・小脳-大脳運動回路のネットワーク解析

若年健常人の場合は，自己ペース運動で補足運動野-被殻-視床-1次感覚運動野，外的ペース運動で小脳前葉-歯状核-視床-運動前野-1次感覚運動野に強い機能連関を認めました．

(Taniwaki T, et al. NeuroImage. 2006; 31: 745-53[14]より一部改変して引用)

部位，および頻度に関係なく課題により活性化される部位を，大脳基底核回路内，および小脳-大脳運動回路に求めました図6Ⓐ．
　次に，これらの部位で脳血流の変化を運動速度ごとに調べ，部位同士の相関を検討しました．最後にSEM解析を行い，自己ペースと外的ペースを比較検討し，回路内の情報処理過程を解析しました．若年健常人の場合は自己ペース運動で補足運動野-被殻-視床-1次感覚運動野，外的ペース運動で小脳前葉-歯状核-視床-運動前野-1次感覚運動野に強い機能連関を認めました図6Ⓑ．つまり，大脳基底核運動回路，および小脳-大脳運動皮質回路の機能変化を，非侵襲的にヒトで解析する方法を，世界で初めて開発できました．その後，健常高齢者[16]，パーキンソン病[17]でネットワーク解析を行いました．
　図7に，複雑指配列運動時における自己ペースと外的ペースの運動に関連する部位（小脳を除く）を示します．健常若年者の自己ペース運動では，補足運動野-被殻-視床-1次感覚運動野の機能的連関が強いことがわかりました．一方，外的ペース運動では，視床-運動前野-次感覚運動野に強い機能連関を認めました．高齢者では，外的ペースの機能連関は比較的保たれていましたが，自己ペース運動では，運動機能低下を補う可塑性誘導に伴う回路の変化を認め，運動前野の影響を受けています．パーキンソン病ではその病態を反映させて，自己ペース運動で異常回路網となっています．一方，外的ペースでは，基本的情報伝達回路は保たれています．以上をまとめると，健常人では「自己ペースと外的ペースの基底核回路は異なる」，パーキンソン病では健常高齢者に比べ「外的ペースに比べて自己ペースの方が回路の障害度が強い」という筆者達の仮説が正しいことが証明されました．

13-4　不随意運動の解析

　不随意運動は，動きの速さ，頻度，大きさ，律動性あるいは規則性の有無，出現部位，分布，出現状態（安静時，姿勢時，動作時），影響因子（睡眠，精神的緊張，意思による抑制効果）などで分類されます[18,19]．

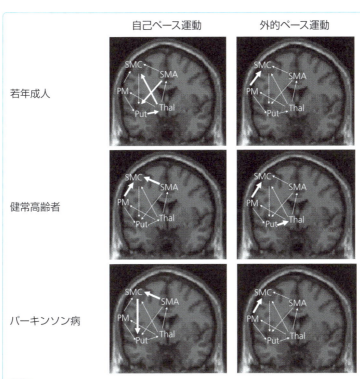

図7 複雑指配列運動時における自己ペース（左）と外的ペース（右）の運動に関連する部位

　自己ペース運動の大脳皮質-基底核回路は，若年成人，健常高齢者，パーキンソン病では，明らかに異なります．高齢者では，機能低下を補う可塑性誘導に伴う回路の変化，パーキンソン病ではその病態を反映させて異常回路網となっています．一方，外的ペースでは，基本的情報伝達回路は保たれています．
　（久留米大学医学部内科学講座——呼吸器・神経・膠原病内科　谷脇考恭教授の提供による）

1）表面筋電図（surface electromyography；SEMG）

　不随意運動の病態解析には，SEMGが有用です．小手筋や手根筋などの小さな筋では，筋腹-腱（belly-tendon）法が四肢筋などの大きな筋では，筋腹中央に2～3 cmほど離して，皿電極をおきます．SEMGの記録では，主動筋

と拮抗筋を一対で同時記録する必要があります．相反性神経支配の有無をみるためです．SEMGは多数MUP群から構成されるため，群化放電を起こします．不随意運動に伴う群化放電の評価項目としては以下の5つが重要です表1[19]．

表1 各種不随意運動における表面筋電図（群化放電）の特徴

（廣瀬和彦．表面筋電図．島村宗夫，他，編．臨床神経生理学 最近の検査法と臨床応用．東京：真興交易医書出版部；1991. p.89-94[19]）

群化放電 不随意運動	頻度 (Hz)	持続時間 (秒)	律動性 または 規則性	主動筋，拮抗筋間		分布
				相反性	同期性	
線維束電位***	1/1~30*	0.02以下	－	－	－	全身
ミオクローヌス（狭義）	1/1~20*	0.1以下	－	－	－~＋	全身
周期性ミオクローヌス	1/1~5*	0.1~1.0	＋	－	＋	顔面・四肢，通例両側
律動性ミオクローヌス	2~3	0.07~0.15	＋	＋~±	－~±	口蓋・喉頭・横隔膜・四肢
パーキンソン振戦	4~6	0.05~0.1	＋	＋	－	四肢・頸部
バリズム	0.5~2	0.2~0.8	±	±	＋	上・下肢近位，通例片側
舞踏病	0.4~1.5	0.2~1.0	－	±	－	顔面・頸部・軀幹・四肢近位
アテトーゼ	0.1~0.3	1.0~3.0	－	－	＋	四肢遠位
ジストニア	持続性**	3.0以上	－	－	＋	顔面・頸部・軀幹・四肢

*：回数/秒
**：一般に数分ないし数時間以上持続します
***：線維束電位は，群化放電でなく，個々の運動単位電位（正常または多相性）です．

① 記録されている筋の状態：安静時，姿勢時，動作時に関する情報．
② 群化放電のパラメータ：持続，振幅，周期，出現頻度，律動性，規則性の有無など．
③ 主動筋，拮抗筋間の相反性または同期性の有無：主動筋の放電中に拮抗筋の放電が認められない場合は相反性ありとし，同時に放電している場合は同期性ありとします．
④ 群化放電の出現部位．
⑤ 出現部位間の同期性の有無．

図8に健常人のSEMG所見を示します．上腕二頭筋と上腕三頭筋の同時記録です．安静臥位で下線の部位でその筋を伸張し，次に拮抗筋を伸張するまで，その肢位を保たせます図8Ⓐ．受動的進展をさせても，安静時の筋放電，伸張反射ともにみられません．一方，上腕二頭筋の随意収縮をさせ図8Ⓑ，次第に力を強めると筋放電は増加しますが，拮抗筋の上腕三頭筋の活動は目立ちません（相反性神経支配）．

図9に振戦の筋電図を示します．頸部と上肢筋からの記録です．パーキンソン病では安静位で群化放電があり，上肢挙上で筋放電は消失します図9Ⓐ．本態性振戦では，安静位でわずかな群化放電があり，上肢挙上で全筋に出現します図9Ⓑ．肢位により振戦の誘発のされ方が違うことをよく理解してください．振戦では相反性神経支配が保たれ，上腕二頭筋と三頭筋，手根屈筋と伸筋の収縮・弛緩が律動的になっていることが重要です．他の不随意運動では相反性神経支配は消失します．

2）主な不随意運動の表面筋電図所見 図10

a）線維束電位とミオクローヌス

線維束電位（fasciculation potential）は個々の運動単位（MUP）からなり，持続時間が短く出現は不規則で関節の運動効果をもたらさない筋の一部（線維束）の活動です．下位運動ニューロン（例えば前角細胞）の変性時に出現します．

ミオクローヌス（myoclonus）は主に大脳皮質-脳幹に責任病巣をもち，1個以上のMUPからなる不随意筋活動電位を伴い，不規則で迅速な動きです

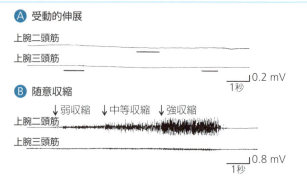

図8 健常人の表面筋電図所見
解説は本文を参照してください．
（柳澤信夫，柴崎 浩．臨床神経生理学．東京：医学書院；2008[18]）

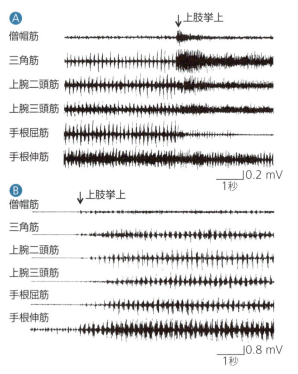

図9 振戦の筋電図
説明は本文を参照してください．ⒶとⒷでは，記録の速度が異なることに注意してください．

（柳澤信夫，柴崎 浩．臨床神経生理学．東京：医学書院；2008[18]）

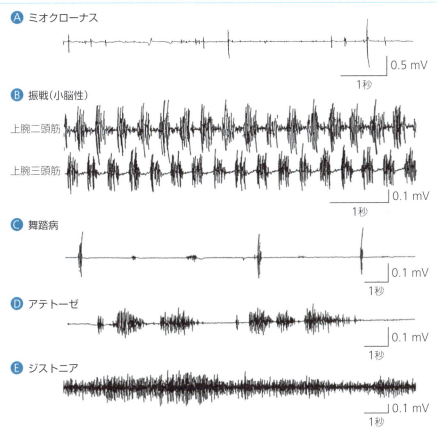

図10　各種不随意運動の表面筋電図所見（表1を参照）
- Ⓐ ミオクローヌスでは，短持続の筋放電が，不規則に出現しています（脳炎後遺症）．
- Ⓑ 振戦では上腕二頭筋と上腕三頭筋に，約3Hzの律動性，相反性群化放電が出現しています（脊髄小脳変性症）．
- Ⓒ 舞踏病では，持続0.2〜0.4秒の群化放電が，0.4Hz程度で出現しています（ハンチントン舞踏病）．
- Ⓓ アテトーゼでは，持続の長い群化放電（1〜2秒）と短いもの（0.1〜0.3秒）が出現しています（老年性舞踏病）．
- Ⓔ ジストニアでは，振幅の漸増・漸減する持続性筋放電が出現しています（Machado-Joseph病）．

（廣瀬和彦．表面筋電図．In: 島村宗夫，他，編．臨床神経生理学 最近の検査法と臨床応用．東京: 真興交易医書出版部; 1991. p. 89-94[19]）

図10Ⓐ．この場合，関節の運動効果を伴う場合と伴わないことがあります．伴わない場合には，線維束性収縮との鑑別が難しいことがあります．

脳波の周期性同期性放電（PSD）に関連して出現する周期性ミオクローヌスは，出現部位がすべて同期性で，持続時間がやや長いものです．Creutzfeldt-Jakob病や亜急性硬化性全脳炎でみられる動作時に出現する場合には，動作性ミオクローヌス（例えばLance-Adams症候群でみられる）と呼ばれます．

b）振戦と律動性ミオクローヌス

律動性と相反性は振戦（tremor）の特徴であり，頻度や出現時の筋の状態により，安静時振戦（Parkinson振戦や老人性振戦 4～6 Hz），姿勢時振戦（本態性振戦 4～10 Hz，甲状腺機能亢進症 6～10 Hz），企図振戦または小脳性振戦（2.5～4 Hz）図10Ⓐ，Ⓑに分けられます．口蓋などに律動的に現れるミオクローヌスは，最近は口蓋振戦と呼ばれ，性状からみて振戦に近い病態です．

c）羽ばたき振戦

代謝性脳症（肝脳疾患，腎不全，呼吸不全など）に出現する羽ばたき振戦は，上肢伸展，手関節背屈位保持に際し，手首が不規則，断続的に掌屈する振戦様運動で，筋電図的には，動きに一致して同期性に35-200 msの筋電図中断がみられ，アステリキシス（asterixis）または陰性ミオクローヌスと呼ばれています[20]．

d）バリズムと舞踏病

バリズム（ballism）は視床下核に，舞踏病（chorea）は基底核，特に尾状核に，それぞれ責任病巣をもち，不随意運動には近似した要素があります．しかし，バリズムは，原則として同期性，比較的規則的で，約1 Hzの頻度で間断なく持続する，立ち上がりの急激な高振幅の群化放電を示します．他方，舞踏病の群化放電図10Ⓒは，時間的に不規則で，相互性または各筋バラバラに出現したりします．

e）アテトーゼとジストニア

アテトーゼ（athetosis）では持続時間の長い，不規則な群化放電が四肢末端に同期性に出現します図10Ⓓ．しばしば舞踏病様の筋放電と混在します（舞踏病アテトーゼ；choreoathetosis）．ジストニア（dystonia）の筋電図の

特徴は，持続時間の長い同期性筋放電を呈することです図10E．ジストニア筋放電には，いろいろな頻度の群化放電を呈する傾向があります．その際，臨床的には律動的なふるえを伴います．

● 文献
1. 日本神経学会，監修．「パーキンソン病治療ガイドライン」作成委員会，編．パーキンソン病治療ガイドライン 2011．東京：医学書院；2011．
2. 辻　省次，高橋良輔，編．パーキンソン病と運動異常，アクチュアル脳・神経疾患の臨床．東京：中山書店；2013．
3. パーキンソン病——変貌する実態と最新の治療．Clin Neurosci. 2015; 33: 9.
4. Suchowersky O, Reich S, Perlmutter J, et al. Practice parameter, diagnosis and prognosis of new onset Parkinson disease (an evidence-based review). Report of the Quality Standards Subcommittee of the American Academy of Neurology. 2006; 66: 968-75.
5. 南部　篤．大脳基底核疾患の病態生理．In: 辻　省次，高橋良輔，編．パーキンソン病と運動異常，アクチュアル脳・神経疾患の臨床．東京：中山書店；2013. p. 12-20.
6. 谷脇考恭，飛松省三．臨床神経生理学への誘い 3．システムを究める．臨床脳波．2006; 48: 638-45.
7. Bock RD, Bergmann RE. Analysis of covariance structures. Psychometrika. 1966; 31: 507-34.
8. Joreskog KG, Sorbom D. LISREL 8, Structural Equation Modeling with the SIMPLIS Command Language II. Chicago: Science Software International. Inc; 1993.
9. McIntosh AR, Gonzalez-Lima F. Structural equation modeling and its application to network analysis in functional brain imaging. Hum Brain Mapp. 1994; 2: 2-22.
10. Delong MR. Primate models of movement disorders of basal ganglia origin. Trends Neurosci. 1990; 13: 281-5.
11. Oga T, Honda M, Toma K, et al. Abnormal cortical mechanisms of voluntary muscle relaxation in patients with writer's cramp. Brain. 2002; 125: 895-903.
12. Siebner HR, Filipovic SR, Rowe JB, et al. Patients with focal arm dystonia have increased sensitivity to slow-frequency repetitive TMS of the dorsal premotor cortex. Brain. 2003; 126: 2710-25.
13. Taniwaki T, Okayama A, Yoshiura T, et al. Reappraisal of the motor role of

basal ganglia, a funcional magnetic resonance image study. J Neurosci. 2003; 23: 3432-8.
14. Taniwaki T, Okayama A, Yoshiura T, et al. Functional network of the basal ganglia and cerebellar motor loops in vivo: different activation patterns between self-initiated and externally triggered movements. Neuroimage. 2006; 31: 745-53.
15. Mattay VS, Callicott JH, Bertolino A, et al. Hemispheric control of motor function, a whole brain echo planar fMRI study. Psychiatry Res. 1998; 83: 7-22.
16. Taniwaki T, Okayama A, Yoshiura T, et al. Age-related alterations of the functional interaction within the basal ganglia and cerebellar motor loops in vivo. Neuroimage. 2007; 36: 1263-76.
17. Taniwaki T, Yoshiura T, Ogata K, et al. Disrupted connectivity of motor loops in Parkinson's disease during self-initiated but not externally-triggered movements. Brain Res. 2013; 1512: 45-59.
18. 柳澤信夫, 柴崎　浩. 臨床神経生理学. 東京: 医学書院; 2008.
19. 廣瀬和彦. 表面筋電図. In: 島村宗夫, 柴崎　浩, 編. 臨床神経生理学 最近の検査法と臨床応用. 東京: 真興交易医書出版部; 1991. p. 89-94.
20. 飛松省三. 羽ばたき振戦. In: 辻　省次, 高橋良輔, 編. パーキンソン病と運動異常. アクチュアル脳・神経疾患の臨床. 東京: 中山書店; 2013. p. 128-33.

14章 幻視

幻視とは視覚対象のない認知です[1]．典型的なそれは，「遠くにいるはずの孫が家の中にいる」などと表現されます．視覚対象は存在するけれど，それを主観的に誤って知覚した場合，例えば，「夜の庭園を散歩していて木が人のように見えた」という場合は錯視です．また，実際に存在する視覚対象を他の物に見誤ること，つまり，壁のシミや木目を見て「顔がある」などという場合は，パレイドリア（pareidolia）と呼ばれます[1]．

幻視やパレイドリアは，視覚情報処理と注意の異常に関連します．それらの正常脳内ネットワークについて概説した後，幻視の病態（視覚路性，後頭葉性，てんかん性，脳幹性など），特に複雑幻視（complex visual hallucination）に焦点をあてて，その機序を文献的に考察します．また，著者が考えるパレイドリアの脳内基盤についても触れます．

ポイント

- 幻視とパレイドリアに関する臨床症状とその責任病巣についてまとめました．
- レビー小体型認知症の機序に関する仮説を文献的に考察しました．

14-1 並列的視覚情報処理

対象物の色，形，運動，奥行きなどのカテゴリーに対応する視覚系の機能分化はすでに網膜レベルからみられ，主に大細胞系（M系）と小細胞系（P系）により並列的に処理されています[2-4]．サルでは，M系は外側膝状体（lateral geniculate nucleus; LGN）の大細胞層を経由して1次視覚野（V1）の4Cα層に投射し，頭頂連合野の5次視覚野（V5/MT）に至る背側視覚路を構成します．一方，P系はLGNの小細胞層を経由してV1の4Cβ層に投射し，下側頭連合野の4次視覚野（V4）に至る腹側視覚路を構成します．P系は，高空間分解能で色認知に優れていますが，時間分解能やコントラスト感度は不良です．したがって，P系は細かい形態視と色認知に重要で'What'系とも呼ばれます図1A．一方，M系は高時間分解能でコントラスト感度は高いが，

低空間分解能で色は識別できません．そのため，M系は粗い形態視，運動視，立体視に重要であり，'Where'系とも呼ばれます．

このような並列視覚路はヒトでも存在します．ヒトの心理物理実験で，赤と緑のように対比の強い色で描いた図形でも等輝度にして明暗の差をなくすと，運動視や立体視が消失することが指摘されています[3]．これはM系がコントラストのある白黒の刺激によく反応するのに，等輝度の色刺激には反応しないためです．また，ポジトロンCTによる脳血流の測定でも色覚，動きが並列的に処理されていることが証明されています[4]．さらに大脳局在病変により，色覚や運動知覚の障害が乖離する場合があります．両側後頭葉腹内側部（紡錘状回）の障害で大脳性色覚喪失が起こり，両側後頭・側頭葉外側部の障害で大脳性運動視喪失が生じます[4]．このような臨床例があることはヒトの並列的情報処理の裏付けとなります．

安静時脳内ネットワーク

脳は，「話をする」，「本を読む」といった意識的な仕事を行っているときだけ活動し，何もせずぼんやりしているときは脳も休んでいると考えられてきました．ところが最近の脳機能イメージング研究により，安静状態の脳で重要な活動が営まれていることが判明しました[5]．驚くべきことに，この脳の「基底状態」ともいえる活動に費やされているエネルギーは，意識的な反応に使われる脳エネルギーの20倍にも達します．この脳活動の中心となるのは，「デフォルトモード・ネットワーク（Default mode network；DMN）」と呼ばれる複数の脳領域（後部帯状回，楔前部，内側前頭前野，内側側頭葉，外側・下頭頂葉）で構成されるネットワークです図1❸[5,6]．自動車が停止してもいつでも発進できるようエンジンを切らないでおく（アイドリング）のと同じように，これから起こりうる出来事に備えるため，さまざまな脳領域の活動を同調・統括するのに重要な役割を果たしています．DMNは意識的な行動をする上で重要な役割を果たしていますが，興味深いことは，DMNの異常がアルツハイマー病（AD）やうつ病などの神経・精神疾患とも関係することです[5,6]．ADで顕著な萎縮が見られる脳領域は，DMNを構成する主要な脳領

A 並列的視覚情報処理システム

背側路:視空間認知(運動視, 立体視)

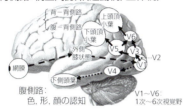

腹側路:
色, 形, 顔の認知

V1～V6:
1次～6次視覚野

	色感受性	コントラスト感度	時間分解能	空間分解能
背側路	なし	高い	高い	低い
腹側路	あり	低い	低い	高い

B 安静時脳内ネットワーク

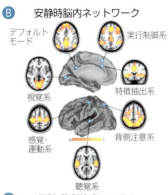

デフォルトモード / 実行制御系 / 視覚系 / 特徴抽出系 / 感覚・運動系 / 背側注意系 / 聴覚系

C 背側・腹側注意システム

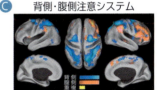

背側／腹側／重複

図1 視覚関連領域の機能と脳内ネットワーク

　視覚情報は腹側路と背側路から並列的に処理されます**A**(当教室山崎貴男博士の作図).1次視覚野(V1)から側頭葉に投射する腹側路('What'系)は,物の形,傾き,大きさ,顔,文字などを受容します.さらに内側側頭葉,海馬,扁桃体に投射して,視覚認知,記憶,情動に関与します.一方,V1から頭頂葉に投射する背側路('Where'系)は,外界の空間的認知(位置,距離,相対的位置関係,動きなど)を受容し,行動するための情報を運動野に伝えます.

　機能的MRIを用いた安静時脳内ネットワーク**B**.安静時の脳内ネットワークはデフォルトモードを含めて7つに大別されます(Raichle ME, Philos Trans R Soc Biol Sci. 2015 May 19; 370 (1668) doi: pii: 20140172[5]から一部改変して引用).

　背側・腹側注意システムの脳内結合マッピング**C**.青は背側系(背外側前頭前野,上部頭頂葉),赤は腹側系(腹側前頭皮質,右側頭・頭頂結合)を示します

(Vossel S, et al. Neuroscientist. 2014; 20: 150-9[7]から一部改変)

域とほとんど重なっています.この安静時ネットワーク,特に注意系の障害が最近,幻視の機序として注目されています(後述).

14-3 幻視の種類

幻視には単純（要素的）幻視と複雑幻視があります[1]．前者は，光，きらめき，線などの単純な視覚像を，後者は，人，動物，物体など意味を有し，特有の形態をもつ視覚像を知覚します 図2 Ⓐ [8]．

14-4 幻視を生じる主な病態

精神疾患（統合失調症，解離性障害など）や中毒性精神病（アルコール離脱，大麻など）における幻視は割愛します．眼疾患や脳器質性疾患によるものでは，認知症を除いて，幻視が実在しないことを患者は自覚しています．

1）視覚路性

眼からV1に至るいずれかの部位の障害において，主として視野欠損領域に幻視を生じます．外界からの刺激入力が遮断されることにより後頭葉視覚領野が刺激から解放され，その結果幻視を生じるという解放性仮説が提唱されています[9,10]．つまり，求心性入力の遮断により，投射部位の視覚皮質の脱抑制が起こり，その部の興奮性の増大と脱抑制部位の自発的な活動が高まることにより幻視が生じます．この代表例がCharles Bonnet症候群です[10-12]．これは，知的障害を有しない意識清明な高齢患者において，①鮮明で持続的，反復的な複雑幻視，②幻視の非現実性を自覚，③視覚以外の感覚での幻覚を有しない，④せん妄がない，状態を指します．

2）後頭葉性

病巣がV1にある場合には単純幻視が，V2，V3にある場合には複雑幻視が多いとされていますが[10-12]，総じて単純幻視がみられます 図2 Ⓐ．

3）てんかん性

てんかんによる幻視は，後頭側頭葉，後頭頭頂葉に焦点を有する報告が多

いようです[9]．複雑幻視が多く，幻聴，幻嗅を伴いやすいことが特徴で，しばしば夢幻状態に至ります．これは側頭葉てんかんにみられる意識変容であり，幻視の内容の多くは，過去の体験場面であり，既視感を伴います[1]．

4）脳幹性（中脳脚幻覚症）

上部脳幹の局所病変に伴う複雑幻視は，20世紀初頭にLhermitteにより記載され，中脳脚幻覚症と名付けられました．しかし，実際の責任病巣は中脳の大脳脚ではなく，橋上部・中脳の被蓋部です[8,9,13]．視床内側部から視床下部にかけての病変で，同様の複雑幻視が出現することもあります[14]．患者は夕暮れに極めて鮮明な複雑幻視を訴え，軽度の覚醒度の低下や全般性注意障害を伴う場合が多いようです．Lhermitteは，中脳脚幻覚症は「覚醒状態に夢が迷入した状態」であると記載しています[8]．視覚路の病変を伴わずに幻視を生じる点が，幻視のメカニズムを考える上で大変興味深い点です．

5）入眠時幻覚

眠りに入りかけてうとうとしている時，レム睡眠期に起こる幻覚で幻視，幻聴がみられます．健常人にもみられますが，ナルコレプシーの患者において顕著です[1]．

6）神経伝達物質の関与

上部脳幹被蓋部には，アセチルコリン（ACh），ドパミン（DA），ノルアドレナリン（NA），セロトニン（5HT）などの神経伝達物質の産生細胞が集蔟する神経核が多数存在し，大脳に向けた上行性の投射システム（網様体賦活系）を構成しています[8,9,13,15]（11章図1参照）．これらの上行性投射システムは，睡眠・覚醒，注意などに関わっており，これらの異常と複雑幻視の関連も示唆されています（図3参照）．中脳脚幻覚症では，これらの神経伝達物質の関与が考えられています[8]．また，レビー小体型認知症（DLB）では注意の変動，レム睡眠行動異常症など，睡眠・覚醒に関わる神経機構の異常を示唆する臨床症状が認められます．これらの症状は，前述の上部脳幹（橋上部，中脳）の被蓋部や前脳基底部に起始し，視床・大脳皮質へ上向性投射する，

ACh や DA 系システムの障害に関係しています．ドネペジルの投与によって幻視が改善することは，ACh の関与が示唆されます[8]．この仮説は，抗コリンエステラーゼ薬の投与によって幻視が改善し，スコポラミンやアトロピンなどの抗コリン薬の投与で幻視が出現するという事実と一致します[8]．

14-5 注意ネットワークの障害

安静時脳内ネットワークの一つに背側注意系があります図1Ⓑ，Ⓒ[5,7]．この系は尾状核頭部，背外側前頭前野，上部頭頂葉からなり，刺激に対して随意的に注意を向け，その認知情報処理に関わります．一方，腹側注意系は，腹側線条体，右大脳基底核-外側扁桃体，腹側前頭皮質，右側頭・頭頂結合部からなり，DMN からのトップダウン情報を取り入れながら，ボトムアップ的に顕著な刺激に対する注意を向け，意味のある行動形成を司っています．最近，DLB での背側注意系の障害が注目されています．この系の機能不全により，間違った視覚情報処理が行われ，複雑幻視を生じるという仮説が提唱されています[10]．

14-6 パレイドリア（pareidolia）の病態

DLB ではリアルな幻視だけでなく，「実際に存在する視覚対象を他の物に見誤る」こと，すなわちパレイドリアもよく観察されます図2Ⓑ．例えば，ハンガーのある場所に「人がいる」とか，洋服のシワを見て「顔がある」などと訴える DLB 患者は少なくありません．DLB で認められる幻視とパレイドリアの間には明らかな現象学的類似性があります[8]．Mori ら[16,17]のグループは，風景画像，ノイズ画像などから構成される画像を用いて図2Ⓑ，パレイドリア・テストを行っています．AD 患者や健康高齢者に比して DLB 患者で多くのパレイドリア反応を認めました．さらに，ドネペジルの投与によって幻視の改善のみならずパレイドリア反応数の減少も認められたことから，パレイドリア・テストの鑑別診断や治療反応の評価における有用性が示唆されます．

Ⓐ

V1, V2, V3	樹状視
	モザイク視
	閃輝暗点
V4	過大視, 過小視
	色
V5	物体の動き
側頭葉前内側部	風景
	車
	物体
上側頭溝	顔
	変形した顔
楔部, 楔前部	反復視

Ⓑ

火星の人面岩　　パレイドリア・テスト

Ⓒ

明瞭画像（鳥）　　あいまい画像（鳥）

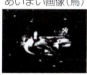

あいまい画像
認知時

あいまい画像
の明瞭化時

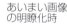
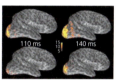

図2　幻視とパレイドリア

視覚関連領域における幻視の特徴をⒶに示します（幻視のイラストは ffytche DH, et al. Nat Neurosci. 1998; 1: 738-42[11]）より引用）．単純幻視は後頭葉，複雑幻視は高次視覚野の障害で多くみられます．

パレイドリアとして有名なものに，バイキング1号が撮影した火星の人面岩の写真がある（Ⓑ左）．Ⓑ右はパレイドリア・テストに用いられる画像（ffytche DH, et al. Nat Neurosci. 1998; 1: 738-42[11]）より引用）です．

白黒2階調の明瞭な鳥画像（Ⓒ上段左）とそれをあいまいにした画像（Ⓒ上段右）を用いた脳磁場信号の計測．Ⓒ下段はその学習前後の脳磁場信号です．あいまい画像を呈示すると，その活動は時間と共に後頭葉後部から前方へ広範化しました．その活動源は，主に外側後頭葉でした．学習によりあいまい画像が明瞭化するとその活動は減少しました

（Urakawa T, et al. Eur J Neurosci. 2015; 41: 232-42[18]）から一部改変）

パレイドリアの機序に関して，最近の筆者らの脳磁図研究を簡単に紹介します図2Ⓒ[18]．自然界にあるノイズ画像から意味のある画像を認識するには，その画像に関する先行知識が不可欠です．白黒2階調の動物の写真とそのあいまい画像を用いて，健常者の後頭葉の脳磁場を計測しました．あらかじめあいまい画像の前に明瞭な写真を見せて学習した後（プライミング）では，

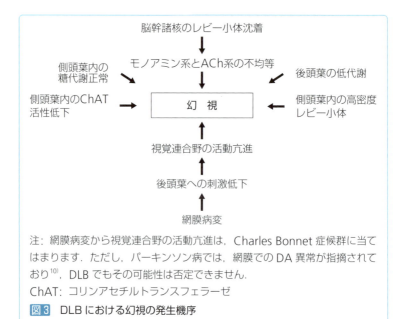

注：網膜病変から視覚連合野の活動亢進は，Charles Bonnet 症候群に当てはまります．ただし，パーキンソン病では，網膜での DA 異常が指摘されており[10]，DLB でもその可能性は否定できません．
ChAT：コリンアセチルトランスフェラーゼ
図3　DLB における幻視の発生機序
(Armstrong RA. Clin Exp Optom. 2012; 95: 621-30.[23]から一部改変して引用)

あいまい画像呈示に比べて，外側後頭皮質の活性化が減少しました（図2C下段）．パレイドリアはノイズ画像から意味のある画像を認識しているので，この現象には外側後頭皮質の関与が示唆されました．

14-7　DLB の幻視

「繰り返す，形態を有する幻視」は，DLB の中核症状の一つです[19]．この症状は DLB の主たる病理学的特徴である大脳皮質のレビー小体と高い相関があり，中核症状の中でも特に診断的価値があります．DLB，特に幻視を有する DLB では AD やその他の認知症疾患に比して，視知覚の神経心理検査の成績が不良です[5,20,21]．さらに，DLB では PET や SPECT などの脳機能画像検査で後頭葉（視覚皮質）の代謝低下，血流低下が認められますが[20,21]，側頭

葉は比較的保たれています．幻視を伴う DLB の剖検例では，海馬傍回と下側頭回のレビー小体が有意に多いことが示されています[22]．また，連合視覚野では V1 と比較して有意にレビー病理が強いことも報告されています[8]．これらの知見から，DLB の幻視の発現に視知覚障害が深く関わっていると考えられています図3[23]．また，前述したごとく，安静時脳内注意系ネットワークの機能不全も関わっている可能性があります[24]．今後は，多モダリティーな脳機能画像による幻視の研究が待たれます．

●文献

1. 人見伴枝．注目される視覚系の障害 幻視．Clin Neurosci. 2004; 22: 1446-7.
2. 飛松省三．後頭葉 視覚野．Clin Neurosci. 2010; 28: 1156-60.
3. Livingstone M, Hubel D. Segregation of form, color, movement, and depth, anatomy, physiology, and perception. Science. 1988; 240: 740-9.
4. Zeki SM. A vision of the brain. Oxford: Blackwell Scientific Publication; 1993.
5. Raichle ME. The restless brain: how intrinsic activity organizes brain function. Philos Trans R Soc B. 2015 May 19; 370 (1668). pii: 20140172.
6. 宮内 哲，上原 平，寒 重之，他．Default mode network と resting state network──fMRI による「脳の状態」の計測──．認知神経科学．2012; 14: 1-7.
7. Vossel S, Geng JJ, Fink GR. Dorsal and ventral attention systems. Distinct neural circuits but collaborative roles. Neuroscientist. 2014; 20: 150-9.
8. 西尾慶之．トピックス レビー小体型認知症．幻視のメカニズムについて．クリニシアン．2014; 61: 1246-50.
9. Manford M, Andermann F. Complex visual hallucinations: clinical and neuro biological insights. Brain. 1988; 121: 1819-40.
10. Onofrj M, Taylor JP, Monaco D, et al. Visual hallucinations in PD and Lewy body dementias: old and new hypotheses. Behav Neurol. 2013; 27: 479-93.
11. ffytche DH, Howard RJ, Brammer MJ, et al. The anatomy of conscious vision: an fMRI study of visual hallucinations. Nat Neurosci. 1998; 1: 738-42.
12. ffytche DH, Howard RJ. The perceptual consequences of visual loss: 'positive' pathologies of vision. Brain. 1999; 122: 1247-60.
13. 西尾慶之．パーキンソン病の Visual View 複雑幻視の機序．Fronti Parkinson Dis. 2015; 8: 202-5.

14. Nishio Y, Ishii K, Kazui H, et al. Frontal-lobe syndrome and psychosis after damage to the brainstem dopaminergic nuclei. J Neurol Sci. 2007; 260: 271-4.
15. Perry E, Walker M, Grace J, et al. Acetylcholine in mind, a neurotransmitter correlate of consciousness?. Trends Neurosci. 1999; 22: 273-80.
16. Uchiyama M, Nishio Y, Yokoi K, et al. Pareidolias, complex visual illusions in dementia with Lewy bodies. Brain. 2012; 135: 2458-69.
17. Yokoi K, Nishio Y, Uchiyama M, et al. Hallucinations find meaning in noises, Pareidolic illusions in dementia with Lewy bodies. Neuropsychologia. 2014; 56: 245-54.
18. Urakawa T, Ogata K, Kimura T, et al. Temporal dynamics of the knowledge-mediated visual disambiguation process in humans: an MEG study. Eur J Neurosci. 2015; 41: 232-42.
19. McKeith IG, Dickson DW, Lowe J, et al. Diagnosis and management of dementia with Lewy bodies: third report of the DLB consortium. Neurology. 2005; 65: 1863-72.
20. 長濱康弘. レヴィ小体型認知症の臨床神経心理学. Brain Nerve. 2016; 68: 165-74.
21. 笠貫浩史, 井関栄三. 幻視: レビー小体型認知症. Clin Neurosci. 2012; 30: 947-9.
22. Harding AJ, Broe GA, Halliday GM. Visual hallucinations in Lewy body disease relate to Lewy bodies in the temporal lobe. Brain. 2002; 125: 391-403.
23. Armstrong RA. Visual signs and symptoms of dementia with Lewy bodies. Clin Exp Optom. 2012; 95: 621-30.
24. 飛松省三. 幻視の生理学的機序: 視覚認知の観点から. MDSJ Letters. 2016; 9: 4-7.

謝 辞

　稿を終わるにあたり，臨床神経生理学を教えていただいた恩師の九州大学名誉教授・加藤元博先生に厚く御礼申し上げます．また，神経内科医からこの道に行くようご示唆いただいた故黒岩義五郎九州大学名誉教授にも感謝申し上げます．今回このような形で「ベッドサイドの臨床神経生理学」を上梓できたのは，九州大学大学院医学研究院の臨床神経生理学分野，神経内科学分野ならびに九州大学病院中央検査部脳波室の関係諸氏のお陰です．この場を借りて御礼申し上げます．

索 引

あ行

亜急性硬化性全脳炎　62
アセチルコリン　42
アセチルコリン作動性
　ニューロン　151
アテトーゼ　204
アミロイドPET　176
安静時振戦　189
安静時脳内ネットワーク　208
意識障害　45, 150
位相　19
位相逆転　50
位相の相殺　34
一次運動野　190
ウィケット棘波　60
ウートフ徴候　112
運動寡少症　192
運動過多症　192
運動系ループ　190
運動神経伝導検査　86
運動神経伝導速度　32
運動前野　190
運動単位　17
運動単位電位　17
運動ニューロン疾患　98
運動誘発電位　6, 68, 80
鋭一過波　123
鋭波　57
エイリアシングノイズ　12
遠位潜時　41, 86
オドボール課題　83

か行

下位運動ニューロン　98
解離性小手筋萎縮　99
覚醒度　52
過呼吸　51
加算平均法　68
過剰紡錘波　55
活動電位　30
感覚神経活動電位　86
感覚神経電位　33
感覚神経伝導検査　86
感覚神経伝導速度　33
感覚誘発電位　68
間欠的　52
干渉波形　18
肝性脳症　161
間接路　189
奇異性覚醒反応　156
奇異性頭皮上分布　75
記憶障害　176
基準電極導出法　48
偽性てんかん発作波　60
基線　71
拮抗筋　200
機能的MRI　2
脚橋被蓋核　151
逆説的歩行　195
逆行性測定法　33
急速下爆撃音　22
急速眼球運動　54
共分散構造分析　194
棘徐波複合　57
極性　71
棘波　57
巨大電位　20
筋萎縮性側索硬化症　98
筋原性変化　16
筋電図　2
筋腹腱法　32
筋無力症候群　42
クリック音　78
群化放電　200
経頭蓋磁気刺激　2
経頭蓋磁気刺激法　5

経頭蓋電気刺激法　7
けいれん　120
血管性認知症　176
欠神てんかん　139
幻視　207
原発性側索硬化症　98
高Ca血症　163
抗アクアポリン4（AQP4）
　抗体　108
高域遮断フィルタ　12
光駆動　57
高血糖　163
後索-内側毛帯系　75
格子縞　73
甲状腺機能亢進症　163
甲状腺機能低下症　163
後頭部陽性鋭一過波　60
交流ハムフィルタ　31
国際10-20　47
黒質　189
固縮　189

さ行

神経再支配　24, 38
最大上刺激　33
差動型増幅器　10
三相波　63, 161
サンプリング周波数　10
サンプリングの定理　10
視覚誘発電位　73
時間的分散　34
磁気刺激　68
軸索萎縮　38
軸索性　86
軸索変性　30, 38
刺激開始点　71
自己免疫性脳炎　164
視床　189

索引　219

事象関連電位	2, 68, 82
視床非特殊核	46
視床網様核	151
視神経脊髄炎	108
視神経脊髄型 MS	108
ジストニア	192
姿勢反射障害	189
持続時間	19
持続性多形性デルタ活動	58
持続的	52
刺入電位	19
若年者後頭部徐波	54
若年性ミオクロニーてんかん	139
周期性一側性てんかん型発射	61, 164
周期性同期性放電	61
周期性脳波パターン	164
周期的	52
重症筋無力症	42
周波数帯域	32
周波数帯域フィルタ	13
周辺症状	176
出眠時過同期	55
主動筋	199
順行性測定法	33
徐アルファ異型律動	54
上位運動ニューロン	98
小鋭棘波	60
上行性網様体賦活系	150
衝突	36
小児良性後頭葉てんかん	139
小児良性ローランドてんかん	139
徐波	51
徐波睡眠	54
針筋電図	3, 16
神経筋接合部	30
神経原性変化	16
神経根	86
神経支配比	17
神経伝導速度	3
神経伝導検査	86
進行性核上性麻痺	184
振幅	19, 72
随意運動	195
睡眠第Ⅰ期	54
睡眠第Ⅱ期	54
睡眠第Ⅲ期	54
睡眠第Ⅳ期	54
睡眠賦活	51
睡眠紡錘波	63
精神運動発作異型	126
成人潜在性律動性脳波発射	60
青斑核	150
脊髄性筋萎縮症	98
絶縁伝導	31
セロトニン作動性ニューロン	151
線維自発電位	20
線維束性収縮	20
線維束電位	20
漸減現象	43
閃光刺激	51
潜時	72
全視野刺激	74
線条体	190
けいれん重積状態	143
漸増現象	43
前頭側頭葉変性症	180
前頭部間欠性律動性デルタ活動	58
全般てんかん	59
双極導出法	48
相反性神経支配	200
速波	51

た行

代謝性脳症	45
大錐体細胞	46
体性感覚誘発電位	4, 75
大脳基底核	189
大脳基底核-運動皮質回路	189
大脳皮質	189
大脳皮質基底核変性症	184
多棘徐波複合	58, 59
多系統萎縮症	184
多巣性運動ニューロパチー	89
多相性電位	20
脱神経	21
脱髄性	86
脱髄性伝導ブロック	38
脱髄性病変	30
多モダリティー誘発電位	109
短持続電位	25
短周期性全般性放電	165
単純幻視	210
淡蒼球	190
注意ネットワーク	212
中核症状	176
中心脳性	121
中心フリッカー	111
中枢運動伝導時間	82
中枢感覚伝導時間	77
中脳脚幻覚症	211
長周期性全般性放電	165
聴性脳幹反応	78
頂点間潜時	71, 72
頂点潜時	72
直接路	189
低 Ca 血症	163
低 Na 血症	163
低域遮断フィルタ	12
低血糖	162
低振幅速波パターン	52
低体温症	163
デジタル脳波計	47
デフォルトモード・ネットワーク	208
てんかん	45, 120
てんかん原性	123
てんかん症候群	120
てんかん性一過性健忘症	184
電気刺激	76
電気的脳無活動	64, 159, 173

電極抵抗	69	反応性	52	耳朶の活性化	49
伝導速度	86	反復神経刺激検査	30	ミューリズム	53
点頭てんかん	138	反復性	52	無酸素脳症	161
伝導ブロック	86	被殻	189	無症候性病変	113
電流双極子	46	光突発反応	51	無動	189
頭蓋頂鋭波	55	非けいれん性てんかん		無反応性低振幅徐波	
突発波	57	重積状態	143	パターン	173
		尾状核	189		

な行

		ヒスタミン作動性		や行	
		ニューロン	151		
ナイキスト周波数	12	皮膚温	31	薬物速波	61
内側縦束（MLF）症候群	109	ヒプサリズミア	59	優位律動	52
乳頭体隆起部	151	びまん性脳症	150	有痛性強直性痙攣	111
入眠時過同期	55	標準刺激	4	誘発電位	2, 68
ニューロパチー	86	標的刺激	4	陽性鋭波	22
尿毒症	161	表面筋電図	28, 189, 199	要素的幻視	210
認知機能	176	フィルタ	10		
認知症	176	賦活法	50	ら行	
脳幹	189	複合活動電位	32		
脳血流 SPECT	147	複合筋活動電位	32	ランビエ絞輪	30
脳磁図	45, 64	複雑幻視	210	律動性中側頭部放電	60
脳症	155	不減衰伝導	31	リモンタージュ機能	120
脳波	2, 45	不随意運動	189	両側性独立性周期性一側性	
脳波・ビデオ長時間		部分てんかん	59	てんかん型発射	165
モニタリング	51	ブリーチリズム	60	両方向伝導	30
ノルアドレナリン作動性		紡錘波	54	レビー小体型認知症	176, 207
ニューロン	150	紡錘波昏睡	172	レム睡眠	55
ノンレム睡眠	54	縫線核	150	レルミッテ徴候	111
		補足運動野	190		

は行

		発作型診断	120	わ行	
		発作間欠期	59, 130		
パーキンソン症候群	184, 189	発作時	134	ワーラー変性	38
パーキンソン病	189	発作終了後	134		
バースト・サプレッション		発作性構音障害・失調症	112	数字	
パターン	63	発作性瘙痒	112		
背外側被蓋核	151			Ⅰ・Ⅲ・Ⅴ波	79
背景活動	57	ま行		Ⅰa線維	30
ハイパー直接路	189			6 Hz 棘徐波複合	60
橋本脳症	164	末梢神経近位部	86	6 Hz 陽性棘波	60
バリズム	192	末梢神経伝導速度検査	30	8の字コイル	80
パレイドリア	207	慢性炎症性脱髄性多発			
半側視野刺激	75	ニューロパチー	88		
ハンチントン舞踏病	184	ミオトニー発射	22		

A〜E

α 運動線維	17, 30
α 昏睡（α coma）	63, 168
α 波	51
α ブロッキング	52
A/D 変換	10
ABR（auditory brainstem response）	78
ACh	42
AIDP（acute inflammatory demyelinating polyneuropathy）	88
ALS（amyotrophic lateral sclerosis）	98
Alzheimer 病（AD）	176
AMAN（acute motor axonal neuropathy）	88
amplitude	72
ARAS（ascending reticular activating system）	150
β 昏睡（β coma）	63, 168
β 波	51
background activity	57
baseline	72
BECTS（benign epilepsy of childhood with centrotemporal spikes）	139
belly-tendon 法	33
BETS（benign epileptiform transients of sleep）	126
BiPLEDs（bilateral independent periodic lateralized epileptiform discharges）	165
bipolar derivation	50
BOLD	8
breach rhythm	60
build-up	57
burst suppression pattern	63
CAP（compound action potential）	32
CBD	184
Charcot-Marie-Tooth 病	89
Charcot の三徴	111
CIDP（chronic inflammatory demyelinating polyneuropathy）	88
CIS（clinically isolated syndrome）	108
CMAP（compound muscle action potential）	32
CMCT（central motor conduction time）	82
collision	36
conduction block	89
continuous	52
Creutzfeldt-Jakob 病	61
CSCT（central sensory conduction time）	77
current dipole	46
δ 昏睡（δ coma）	168
δ 波	51
DADS（distal acquired demyelinating symmetric neuropathy）	92
distal latency	89
DLB	176
DMN（default mode network）	208
dominant rhythm	52
dying back 変性	38
EEG（electroencephalography）	45
electrocerebral inactivity	64
EMG（electromyography）	3
encephalopathy	155
end of chain phenomenon	136
epilepsy	120
ERP（event-related potentials）	82
evoked potentials	68
extreme delta brush	164
extreme spindle	55

F〜J

fasciculation	201
fasciculation potential	201
^{18}F-FDG PET	145
FIRDA（frontal intermittent rhythmic delta activity）	58
FOLD	126
FTLD	180
F 波	30, 34
F 波潜時	86
GCSE（generalized convulsive status epilepticus）	143
Guillain-Barré 症候群（GBS）	87
hot point	81
hyperkinetic disorder	192
hyperventilation	51
hypnagogic hypersynchrony	55
hypokinetic disorder	192
hypsarhythmia	59
H 波	30
H 反射	36
^{123}I-iomazenil SPECT	147
ictal	134
interictal	130
intermittent	52
interpeak latency	71, 72
IPL	71
irritable	123

K〜O

kinesia paradoxa	195
K チャネル	31
latency	72
Lennox-Gastaut 症候群	138
Lewy 小体型認知症	176, 207
Lhermitte 徴候	111

LMN (lower motor neuron)	98	
long-term EEG-video monitoring		143
MADSAM (multifocal acquired demyelinating sensory and motor neuropathy)		93
Marcus Gunn 瞳孔		111
MCV (motor nerve conduction velocity)		32, 86
MEG (magnetoencephalography)		64
MEP (motor evoked potentials)		8, 80
MMN (multifocal motor neuropathy)		89
MND (motor neuron disease)		98
motor loop		190
Mu rhythm		53
M 波		32
N13		76
N17		77
N20		76, 77
N9		76
Na チャネル		30
NCS (nerve conduction study)		86
NCSE (nonconvulsive status epilepticus)		143
NMO (neuromyelitis optica)		108
oddball paradigm		83
OIRDA (occipital intermittent rhythmic delta activity)		58
OSMS (opticospinal MS)		108

P〜T

P100	75
P300	4, 83
P37	77
painful tonic spasm	111
paradoxical lateralization	75
paroxysmal dysarthria and ataxia	112
paroxysmal itching	112
paroxysmal waves	57
partial epilepsy	59
peak latency	72
periodic	52
phantom spike	60
phase reversal	50
photic driving	57
photic stimulation	51
Pick 病	180
PLEDs (periodic lateralized epileptiform discharges)	61, 165
PLIDDs (periodic long-interval diffuse discharges)	165
polarity	71
polyspike and wave complexes	58
POSTS (positive occipital sharp transients of sleep)	60
postarousal hypersynchrony	55
posterior slow waves of youth	54
postictal	134
PPDA (persistent polymorphous delta activity)	58
primary lateral sclerosis	98
pseudo-epileptiform pattern	60
PSD (periodic synchronous discharges)	62
PSIDDs (periodic short-interval diffuse discharges)	165

PSP	184
psychomotor variant	126
θ 昏睡	168
θ 波	51
rapid eye movement	54
referential derivation	48
reinnervation	38
REM 睡眠	54
repetitive	52
rhythmic mid-temporal discharges	60
SCV (sensory nerve conduction velocity)	33, 86
SEMG (surface electromyography)	199
SEP (somatosensory evoked potentials)	4, 75
sharp transients	123
sharp wave	57
sleep spindle	54
slow α variants	54
small sharp spikes	60
SNAP (sensory nerve action potential)	33, 86
spike	57
spike and wave complex	57
spinal muscular atrophy	98
spindle coma	63, 172
split hand	99
SREDA (subclinical rhythmic electrographic (theta) discharges of adults)	60
subclinical lesion	113
supramaximal stimulation	33
sural sparing pattern	90
temporal pallor	111
theta coma	168
TMS	5
transient epileptic amnesia	181
triphasic waves	63

索引 223

U〜Z

Uhthoff 徴候	112	VEP（visual evoked		waxing 現象	43
UMN（upper motor neuron）		potentials）	73	West 症候群	138
	98	vertex sharp transients	54	WHAM	126
VaD（vascular dementia）		vigilance	52	What 系	207
	176	waning 現象	43	Where 系	208
				wicket spikes	60

著者略歴

飛松　省三（とびまつ　しょうぞう）

九州大学大学院医学研究院脳神経病研究施設
臨床神経生理学教授

1979 年	九州大学医学部卒
1983 年	九州大学医学部脳研神経内科助手
1985 年	医学博士，シカゴ・ロヨラ大学医学部神経内科客員研究員
1987 年	九州大学医学部脳研生理助手
1991 年	同脳研臨床神経生理講師
1999 年	同大大学院医学系研究科脳研臨床神経生理教授
2000 年より	垷職
2006〜2014 年	医学研究院副研究院長

日本臨床神経生理学会理事長．国際複合医学会理事長．認知神経学会理事．日本てんかん学会理事．日本神経学会代議員．

ベッドサイドの臨床神経生理学　Ⓒ

発　行	2017 年 8 月 15 日　1 版 1 刷
著　者	飛松省三
発行者	株式会社　中外医学社
	代表取締役　青木　滋
	〒162-0805　東京都新宿区矢来町 62
	電　話　03-3268-2701（代）
	振替口座　00190-1-98814 番

印刷・製本／三報社印刷（株）　〈HI・YK〉
ISBN 978-4-498-22886-3　Printed in Japan

JCOPY　<（社）出版者著作権管理機構 委託出版物>

本書の無断複写は著作権法上での例外を除き禁じられています．複写される場合は，そのつど事前に，（社）出版者著作権管理機構（電話 03-3513-6969，FAX 03-3513-6979，e-mail: info@jcopy.or.jp）の許諾を得てください．